Anaesthesiology and Resuscitation
Anaesthesiologie und Wiederbelebung
Anesthésiologie et Réanimation

72

Therapie lebensbedrohlicher Zustände bei Säuglingen und Kleinkindern

Bericht über das Symposion am 8. und 9. Oktober 1971 in Mainz

Herausgegeben von

K. Lang, R. Frey und M. Halmágyi

Mit 69 Abbildungen

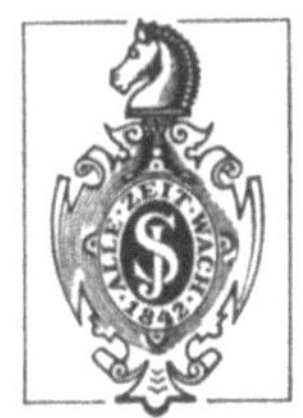

Springer-Verlag Berlin Heidelberg New York 1973

ISBN-13: 978-3-540-06143-4 e-ISBN-13: 978-3-642-65540-1
DOI: 10.1007/978-3-642-65540-1

Vorwort

Der kindliche Organismus ist nach der Geburt einem Reifungsprozeß unterworfen, der nur schrittweise vollzogen wird.

Die Kompensationsfähigkeit des kindlichen Organismus ist zuerst noch sehr beschränkt. Sowohl die Kreislauffunktion als die Atemfunktion sind nicht voll entwickelt. Metabolische Besonderheiten sind dafür verantwortlich, daß diese unreifen Funktionen oft noch größeren Belastungen ausgesetzt werden, als die voll funktionstüchtigen Kompensationsmechanismen des Erwachsenen.

So kommt es bei besonderen Belastungen in den ersten Lebensmonaten und -jahren sehr schnell zu lebensbedrohlichen Störungen im Stoffwechsel, insbesondere im Wasser-, Elektrolyt- und Säure-Basen-Haushalt.

Die diagnostische und therapeutische Bedeutung dieser besonderen Reaktionsart des kindlichen Organismus ist immer wieder Gegenstand der Diskussion zwischen Theoretikern und Klinikern. In Anbetracht der schnellen Entwicklung auf dem Gebiet theoretischer Kenntnisse und klinischer Erfahrungen, haben wir es nun für notwendig erachtet, ein Symposion über das Thema „Lebensbedrohliche Zustände bei Säuglingen und Kleinkindern" zu veranstalten.

Die in diesem Band zusammengestellten Vorträge stellen eine Bestandsaufnahme der heutigen theoretischen und klinischen Kenntnisse dar. Sie mögen für die Weiterentwicklung einen bescheidenen Anreiz geben.

Mainz, im Juli 1972

Die Herausgeber

Inhaltsverzeichnis

A. Stoffwechselbesonderheiten im Säuglings- und Kindesalter

B. Stoffwechselorientierte Therapie im Säuglings- und Kindesalter

Verzeichnis der Referenten

BACHMANN, K., Prof. Dr., Kinderklinik der Westfälischen Wilhelms-Universität Münster

BJORDAL, R., Dr. Paediatric Surgical Department Rikshospitalet, Oslo I, Norway

BØRRESEN, H. C. Dr., Department of Clinical Chemistry, Rikshospitalet, Oslo I, Norway

DERBACHER, D., Dr., Kinderklinik Städt. Krankenanstalten Fürth

DOLIF, D., Dr., I. Med. Abteilung des AK St. Georg Hamburg

ERDMANN, G., Prof. Dr., Universitäts-Kinderklinik Mainz

EWERBECK, H., Prof. Dr., Kinderkrankenhaus der Stadt Köln

FREY, R., Prof. Dr., Institut für Anaesthesiologie der Universität Mainz

HOFERT, C., Dr., I. Med. Abteilung des AK St. Georg Hamburg

HUNGERLAND, H., Prof. Dr., Kinderklinik und Poliklinik der Universitätsklinik Bonn

KNUTRUD, O., Dr., Paediatric Surgical Department Rikshospitalet, Oslo I, Norwey

KÖTTGEN, U., Prof. Dr., Kinderklinik der Universität Mainz

LANG, K., Prof. Dr. Dr., Bad Krozingen, Schwarzwaldstr. 71

OTTEN, A., Dr., Stadtkrankenhaus Kinderklinik Kassel

PANTELIADIS, C., Dr., I. Med. Abteilung des AK St. Georg Hamburg

SCHREIER, K., Dr., Städt. Kinderklinik Nürnberg

SNYDERMAN, SELMA E., Prof. Dr., Pediatrics New York University Medical Center School of Medicine

TOUSSAINT, W., Prof. Dr., Pädiatrische Abteilung der Städt. Krankenanstalten Koblenz

WOLF, H., Dr. Stadtkrankenhaus Kinderklinik Kassel

A. Stoffwechselbesonderheiten im Säuglings- und Kindesalter

Wasser- und Mineralhaushalt

Von **H. Hungerland**

Wasserhaushalt und Mineralstoffwechsel sind weitgehend voneinander abhängig. Änderungen in der Menge des Körperwassers bedeuten zwangsläufig auch solche der Elektrolyte. Das heißt nicht, daß alle Organe, die Wasser und Elektrolyte ausscheiden, gleichsinnig arbeiten. Die Darmsekrete haben normalerweise stets eine gleichbleibende Zusammensetzung, aber sie ist anders als die Zusammensetzung des Schweißes, die wie die des Harns wesentlich variabler ist; zwischen Harn und Schweiß besteht aber ein charakteristischer Unterschied. Der Schweiß derselben Hautregion kann zu verschiedenen Zeiten verschieden zusammengesetzt sein, und seine Zusammensetzung kann zur gleichen Zeit an verschiedenen Hautstellen verschie-

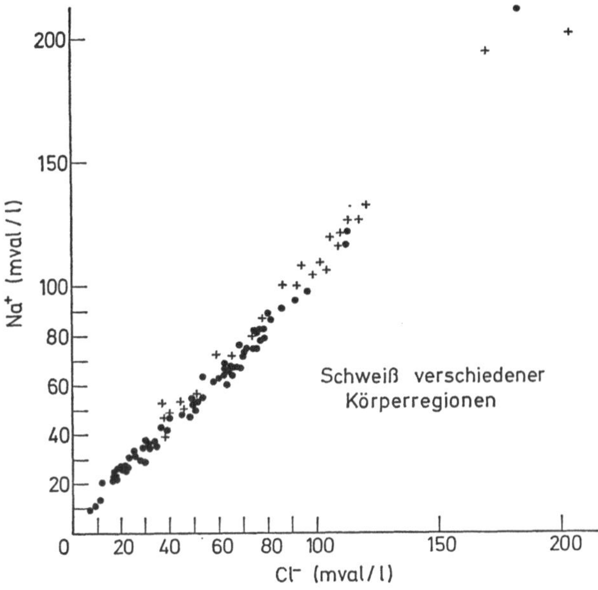

Abb. 1. Gegenüberstellung der Na-Konzentration (Ordinate) und der Cl-Konzentration (Abszisse) im tropfenden Schweiß gesunder Versuchspersonen. Die Na- und Cl-Konzentration ist jeweils in den zu verschiedenen Zeiten und an verschiedenen Körperstellen gewonnenen Schweißproben nahezu gleich. + Versuchsperson I, 33 Jahre alt; ● Versuchsperson II, 67 Jahre alt

den sein. Der Schweiß zeigt jedoch eine Eigentümlichkeit, die ihn grundsätzlich vom Harn unterscheidet. Das Verhältnis Na:Cl ist im Schweiß unabhängig von der Größe der Konzentration immer etwa 1 im Gegensatz zum Harn, der als Ausdruck der regulierenden Tätigkeit der Niere ein sehr verschiedenes Verhältnis vom Na:Cl zeigen kann, wie die Abbildungen 1 u. 2 zeigen.

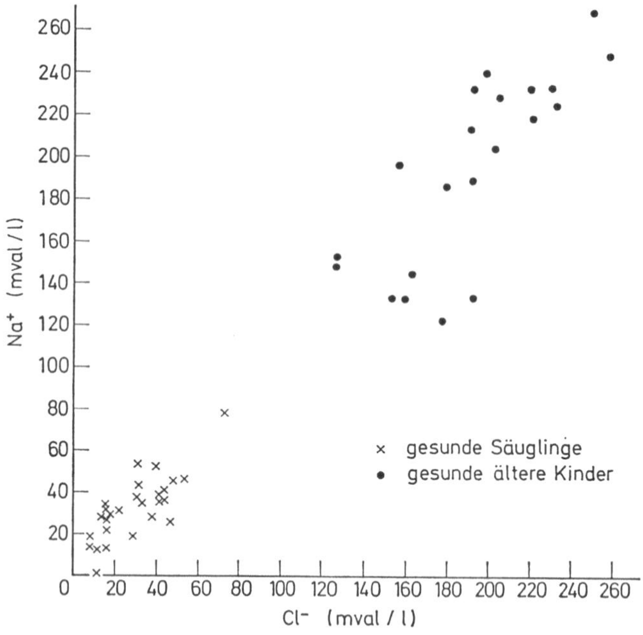

Abb. 2. Gegenüberstellung der Na-Konzentration (Ordinate) und der Cl-Konzentration (Abszisse) in verschiedenen Harnproben gesunder Säuglinge und Kinder. Die Na- und Cl-Konzentration ist jeweils in den verschiedenen Harnproben sehr verschieden und Ausdruck der regulierenden Funktion der Niere

Da sämtliche chemischen Reaktionen der Lebewesen in wäßriger Lösung ablaufen, ist Wasser für die Zellen ebenso wichtig wie O_2. Wasser existiert im Organismus in mehreren Formen:

1. als Lösungswasser,
2. als Hydratationswasser der hydrophilen Makromoleküle (1 g Albumin bindet 1,3 cm³ H_2O),
3. als „Oxydationswasser", das laufend im Stoffwechsel entsteht.

Durchschnittlich entstehen bei der Oxydation von

100 g Eiweiß	39,6 g H_2O
100 g Stärke	55,6 g H_2O
100 g Fett	107,1 g H_2O

Beim Erwachsenen beträgt die Menge des Oxydationswassers in 24 Std etwa 250–500 g. Ein Brustkind von 5 kg KG, das 800 g Muttermilch trinkt, erhält z. B. mit 8 Mahlzeiten à 100 ml Milch $8 \times 87 = 696$ g H_2O; durch den Abbau der mit dieser Milch aufgenommenen Nahrungsstoffe entstehen etwa $8 \times 9 = 72$ g Oxydationswasser. Die Oxydation erfordert die Atmung, die zu Wasserverlusten führt, und ebenso führt der Abbau von Eiweiß zu Wasserverlusten, da der entstehende Harnstoff ausgeschieden werden muß.

Bis zu einem gewissen Grade ist die Menge des gebildeten Oxydationswassers ebenso ein Maßstab für die Intensität des Stoffwechsels wie der Sauerstoffverbrauch.

Vergleichen wir die pro kg KG gebildete Menge von Oxydationswasser des Erwachsenen mit der des Säuglings, so ergibt sich für den 70 kg schweren Erwachsenen etwa 3,5–7 g pro kg KG.

Für den 5 kg schweren Säugling, der 800 g Muttermilch täglich trinkt, etwa 14 g Oxydationswasser pro kg KG, also die doppelte bis 4fache Menge.

Diese Mengenverhältnisse können wir aus dem Wasserstoffwechsel erklären, der vom Wasserwechsel oder Wasserhaushalt theoretisch zu unterscheiden ist.

Wenn die biologischen Oxydationen auf einer enzymatischen Aktivierung des Wasserstoffs beruhen und entsprechend der Thunbergschen „Knallgasreaktion" ablaufen, dann ergibt sich, daß der eingeatmete Sauerstoff nicht zur CO_2- sondern zur H_2O-Bildung führt, so wie dies Thunberg für die Glucose beschreibt.

$$C_6H_{12}O_6 + 6\,H_2O + 6\,O_2 \rightarrow 6\,CO_2 + 12\,H_2O + 410{,}28\ \text{Kcal.}$$

Danach wird der gesamte O_2 der Atemluft für die Oxydation der H-Atome unter Bildung von H_2O verbraucht.

Der O_2 des ausgeatmeten CO_2 entstammt den organischen Verbindungen und dem H_2O, das sich an diese anlagert, und die dehydriert werden.

Aus dem Gesagten folgt, daß zur Oxydation eine gewisse Menge H_2O, das sog. Ergänzungswasser notwendig ist.

Seine Menge beträgt für

100 g KH	60 g H_2O
100 g Protein	130 g H_2O
100 g Fett	217 g H_2O

Dieser Umstand erklärt den steigenden Wasserbedarf bei steigendem Stoffwechsel. Er erklärt den relativ hohen Wasserbedarf des Säuglings, dessen Stoffwechsel wesentlich größer als der des Erwachsenen ist, und dessen Nahrung verhältnismäßig mehr Eiweiß und mehr Fett enthält als die des Erwachsenen.

Dieser Unterschied wird durch die folgende Abbildung 3 demonstriert.

Der 3,6 kg schwere Säugling nimmt täglich etwa 600 g H_2O auf und scheidet etwa die gleiche Menge H_2O mit dem Harn, dem Stuhl und der Perspiratio insensibilis aus.

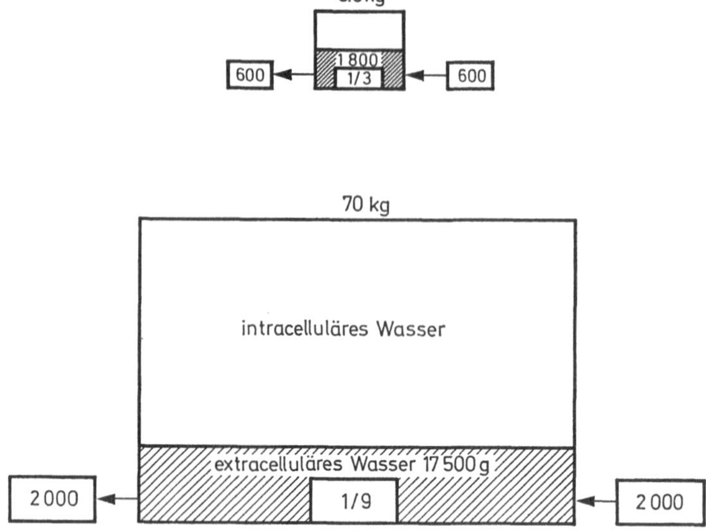

Abb. 3. Verteilung der extra- und intracellulären Flüssigkeit im Organismus des Säuglings und des Erwachsenen und die tägliche Wasseraufnahme und Wasserausscheidung

Diese Mengen betragen also jeweils $^1/_3$ der Menge seiner extracellulären Flüssigkeit oder $^1/_6$ seines Körpergewichtes.

Der 70 kg schwere Erwachsene nimmt täglich etwa 2000 g auf und scheidet die gleiche Menge aus. Diese Menge stellt $^1/_9$ der Menge seiner extracellulären Flüssigkeit und $^1/_{35}$ seines Körpergewichtes dar.

Berechnen wir das Ergänzungswasser, das einen Ausdruck der Stoffwechselintensität darstellt, so ergibt sich für den 3,6 kg schweren Säugling ein Bedarf von ~ 90 g, für den 70 kg schweren Erwachsenen ein Bedarf von ~ 450 g oder auf die extracelluläre Flüssigkeit bezogen heißt dies: beim Säugling beträgt das Ergänzungswasser $^1/_{20}$ der extracellulären Flüssigkeit, beim Erwachsenen $^1/_{40}$ dieser Flüssigkeitsmenge, d. h. nur etwa die Hälfte; der Grundumsatz des Erwachsenen (24 Cal/kg) beträgt ebenfalls etwa die Hälfte des Grundumsatzes des Säuglings (57 Cal/kg im Alter von 6 Monaten).

Die Veränderungen, die der prozentuale Anteil des extra- und intracellulären Wassers am Körpergewicht im Laufe der Entwicklung erfährt, kommen dadurch zustande, daß die Zellmasse, die einen konstanten und vom Alter unabhängigen Wassergehalt besitzt, im Verlauf des Wachstums auf Kosten der sie umgebenden extracellulären Flüssigkeit vermehrt wird. Je jünger der Organismus, desto mehr extracelluläre Flüssigkeit steht für die einzelne Zelle zur Verfügung.

Der vermehrte Wasserbedarf erklärt sich aber nicht nur aus dem größeren Stoffwechsel des Säuglings verglichen mit dem des Erwachsenen, sondern auch durch die vom Erwachsenen verschiedene Nierenleistung des Säuglings. Gerade die Nierenleistung ist als Beispiel für eine „werdende Funktion" wiederholt untersucht. Dieser Begriff wurde von SALGE 1913 geprägt und ist auch eine Rechtfertigung unseres Symposions. Leider hat man diesen Begriff gelegentlich mit dem Begriff der funktionellen Insuffizienz identifiziert. Von Insuffizienz kann aber nur gesprochen werden, wenn die Funktion der physiologischen Situation nicht gerecht werden kann, wozu man auch hier SALGE zitieren kann, der damals schrieb: „Wenn physiologische Vorgänge erforscht werden sollen, muß man sie unter physiologischen Bedingungen studieren."

Es ist bekannt, daß sich im Säuglingsalter ein Durstzustand verhältnismäßig schnell entwickeln kann und dies um so eher, je jünger der Säugling ist. Dies erklärt sich nicht nur aus dem größeren Bedarf an „Ergänzungswasser", sondern auch dadurch, daß der junge Säugling den Harn nicht in der gleichen Weise konzentrieren kann wie später. Man hat von einem „physiologischen Diabetes insipidus" gesprochen.

Auch wenn man als Bezugssystem das Körperwasser oder das Körpergewicht oder die Körperoberfläche benützt, dann zeigt sich beim jungen Säugling eine niedrigere Inulin-Clearance als beim Erwachsenen. Trotz dieser Einschränkung der Nierenleistung finden wir keine Retentionserscheinungen, weil das Neugeborene erheblich wächst und dabei sowohl Salze und Wasser wie Stickstoff einlagert (MCCANCE u. WIDDOWSON); die Homöostase bleibt erhalten. Man kann deshalb nicht von einer Niereninsuffizienz sprechen, da die Funktion unter den gegebenen physiologischen Bedingungen ausreicht.

Können wir von einem physiologischen Diabetes insipidus des Neugeborenen sprechen? Diese Aussage gründet sich auf die Tatsache

1. daß der junge Säugling pro kg KG etwa 6mal soviel Wasser aufnimmt und ausscheidet wie ein Erwachsener,
2. daß die Konzentration der Elektrolyte im Harn niedrig ist und
3. daß eine verminderte Ansprechbarkeit der Nierenzellen auf Adiuretin besteht.

In utero erhält der Fetus eine – sit venia verbo – „isotonische" Nahrung angeboten. Die „Ausscheidung" der Stoffwechselendprodukte und Salze kann ohne Schädigung des Fetus durch die Placenta erfolgen, wie lebende Neugeborene mit vollständiger Aplasie der Nieren beweisen.

Der Harn, den der Fetus ab 4. Schwangerschaftsmonat in utero produziert, ist stark verdünnt und enthält Harnstoff und Harnsäure in sehr niedriger Konzentration. Während der physiologischen Exsiccose in den ersten Lebenstagen steigt der osmotische Druck des Säuglingsharns, der in Mengen von zunächst 20–50 cm^3, nach dem 3. Lebenstag von 100–300 cm entleert wird, auf 450 bis maximal 600 mosmol/l an. Diese Harnkonzentrationen sind deutlich kleiner als die, die bei Erwachsenen unter ähnlichen Bedingungen gesehen werden, bei denen der osmotische Druck des Harns dann auf 1000–1300 mosmol/l ansteigt (Abb. 4).

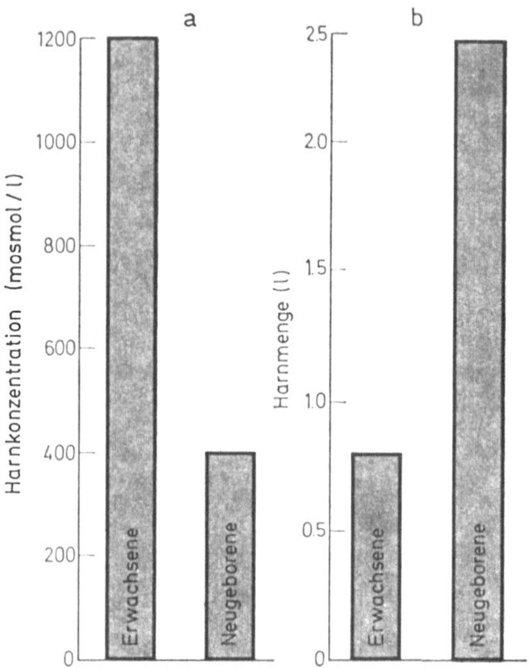

Abb. 4. a) Harnkonzentration in mosmol/l nach 24stündigem Dursten bei Erwachsenen und Neugeborenen; b) Wassermenge, die der Erwachsene und der Neugeborene benötigt, um 1000 mosmol löslicher Substanzen mit dem Harn auszuscheiden. [Nach McCance, R. A.: Amer. J. Med. **9**, 229 (1950).]

Wenn wir von dem ungünstigeren Fall ausgehen, daß ein Neugeborenes mit Kuhmilch (Abb. 5) ernährt wird, und die Verhältnisse bei einem Neugeborenen am 6. und 7. Lebenstag genauer analysieren, so zeigt sich, daß bei einer Zufuhr von 300 bzw. 360 g Eledon die Konzentration der Elektrolyte im Harn (am 1. Tag: Na: 60 mval/l; K: 25 mval/l; Cl: 48 mval/l und am 2. Tag: Na: 42 mval/l; K: 21 mval/l; Cl: 27 mval/l) durch die Bilanz nur für Na und Cl zu erklären ist. Wenn man – neben den mit dem Harn ausge-

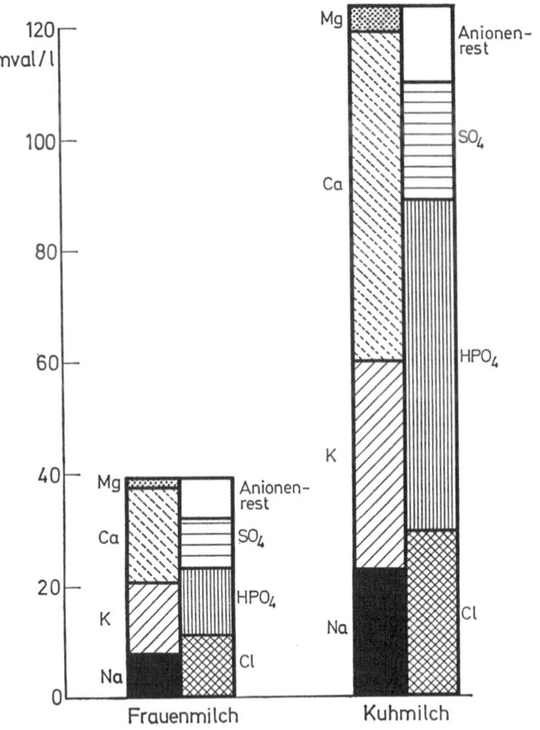

Abb. 5. Ionogramm der Frauenmilch und der Kuhmilch. Die dreimal so große Elektrolytkonzentration der Kuhmilch verglichen mit der der Frauenmilch bedeutet nicht eine 3mal so große Belastung der Nierenleistung des Säuglings, da etwa nur der 5. Teil des Ca und des HPO_4 der Milch resorbiert werden

Datum	Harnmenge cm^3	mval/l pH	A	NH_4	Na	K	Ca	Cl	HPO_4
20./21.2.56	130	5,9	18,4	11	60	25	1,2	48	29
21./22.2.56	180	5,54	29,1	8	42	21	1,0	27	30

Abb. 6. Der 6 Tage alte Säugling erhält in 24 Std 300 g Eledon-Milch. Damit werden zugeführt: 7 mval Na, 11 mval K und 9 mval Cl. Addiert man zu den mit dem Harn ausgeschiedenen Na-, K- und Cl-Mengen die Mengen, die in der Regel mit Stuhl und Schweiß ausgeschieden und die, die retiniert werden, so beträgt die Differenz zwischen Zufuhr und Ausscheidung etwa am 1. Tag für: Na: —4 mval, K: 5 mval und Cl: 0,2 mval; am 2. Tag für: Na: —4 mval, K: 5 mval und Cl: 1 mval

schiedenen und den normalerweise durch die Gewichtszunahme retinierten Elektrolytmengen – die in der Regel mit Stuhl und Schweiß ausgeschiedenen Elektrolytmengen berücksichtigt, dann ist die Na-Bilanz negativ und die Cl-Bilanz etwa ausgeglichen, während die Differenz zwischen der Zufuhr und der Ausscheidung des K sehr groß ist (Abb. 6).

Wenn schließlich der tägliche Wasserumsatz (= Wasseraufnahme bzw. -ausscheidung) beim Säugling etwa $^1/_3$ und beim Erwachsenen etwa $^1/_9$ der Menge der extracellulären Flüssigkeit beträgt, so ist auf die extracelluläre

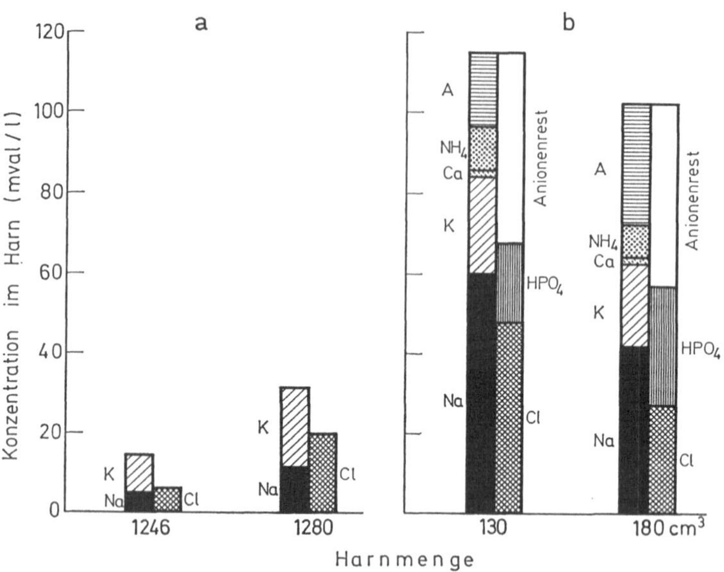

Abb. 7. Harnionogramme eines 6 Monate alten Säuglings mit Diabetes insipidus renalis (große Harnmengen: 1200–1300 cm³, sehr niedrige Elektrolytkonzentrationen). Auch nach NaCl-Belastung bleibt die Konzentration des Na und Cl verhältnismäßig niedrig, [nach GAUTIER, E., PRADER, A.: Helv. paediat. Acta **11**, 45 (1956] und Harnionogramme eines 6 Tage alten gesunden Neugeborenen (Harnmenge 130 und 180 cm³, Elektrolytkonzentrationen etwa 3–4 mal so groß wie die im Harn des Säuglings mit Diabetes insipidus renalis)

Flüssigkeit bezogen der Wasserwechsel des Säuglings ungefähr 3mal so groß wie der des Erwachsenen. Beim echten Diabetes insipidus des Erwachsenen ist indessen die Harnausscheidung 5- bis 10- bis 20mal so groß wie normalerweise. Nehmen wir eine Aufnahme und Ausscheidung von 18 l bei einem Erwachsenen mit Diabetes insipidus an, so ist das etwa gleich der Menge seiner extracellulären Flüssigkeit; er scheidet also unter diesen Umständen 3mal soviel aus wie der Säugling.

Insofern ist der sog. physiologische Diabetes insipidus des Säuglings nur eine „forme fruste“ des voll ausgebildeten echten Diabetes insipidus, dies gilt auch im Hinblick auf die Elektrolytkonzentrationen, die wir im Harn beobachten (Abb. 7).

So betragen etwa bei dem von GAUTIER und PRADER beobachteten 6 Monate alten Säugling mit einem Diabetes insipidus renalis die Harnkonzentrationen des Na um 4–5 mval/l, die des Cl etwa 6–7 mval/l und die des K etwa 7–11 mval/l in einer Zeit, in der kein NaCl zugeführt wird. Werden

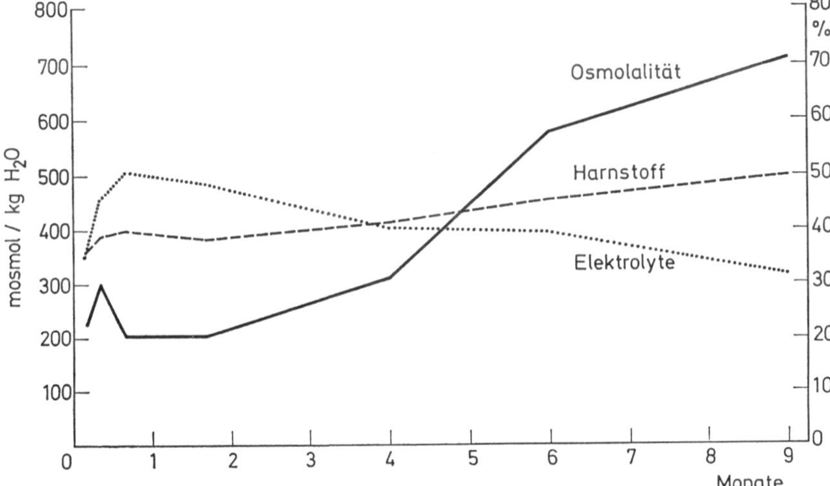

Abb. 8. Anteil des Harnstoffs an der Gesamtosmolalität des Harns im Säuglingsalter. In den ersen Lebenstagen beträgt der Anteil des Harnstoffes an der Gesamtosmolalität 36–39 %. In den folgenden Monaten steigt dieser Anteil fast kontinuierlich auf fast 50 % an. Die Gesamtosmolalität beträgt in den ersten Lebenstagen 200–300 mosmol/kg H_2O. Sie steigt bis zum 9. Lebensmonat auf etwa 700 mosmol/kg H_2O an. Der Anteil der Elektrolyte an der Gesamtosmolalität steigt in den ersten Lebenstagen zunächst an und fällt in der Folgezeit stetig ab

17 und später 26 mmol NaCl, d. h. etwa 1 und 1,5 g NaCl täglich gegeben, so steigt die Konzentration dieser Elektrolyte etwa auf das Doppelte an (Na auf 11 mval/l, Cl auf 19,1 mval/l, K auf 19 mval/l), ohne daß praktisch die Harnmenge verändert wird, und ohne daß wir eine entsprechende Veränderung der Hypernatriämie und Hyperchlorämie im Blut feststellen können. Die Harnmengen sind beträchtlich größer als bei gesunden Säuglingen, da 1200–1300 cm^3 statt normalerweise 400–500 cm^3 ausgeschieden werden; aber sie sind nur etwa 3 mal größer als bei einem normalen Säugling.

Zum Vergleich mit den von GAUTIER und PRADER beobachteten Harnkonzentrationen seien hier die Konzentrationen genannt, die wir bei einem 6 Tage alten Säugling bestimmten.

Dieser Säugling erhielt an den betreffenden Tagen 300 bzw. 360 g Buttermilch. Die Osmolalität der Elektrolyte seines Harns betrug bei der Annahme völliger Dissoziation der gelösten Salze etwa 230 und 204 mosmol/l, lag also damit wesentlich höher als die des 6 Monate alten Säuglings, der nach Belastung mit 1 und 1,5 g NaCl (d. h. 17 und 26 mosmol NaCl) eine maximale osmolare Elektrolytkonzentration von schätzungsweise 80, höchstens 100 mosmol/l gezeigt haben kann.

Die Gesamtosmolalität des Harns ist durch den Harnstoffgehalt, der etwa 30–50% der Gesamtosmolalität beträgt erheblich höher als die allein durch die Elektrolyte bestimmte Osmolalität (Abb. 8). HELLER sah im Säuglingsharn schon am 4. Lebenstag Werte bis zu 700 mosmol/l, und Werte von 300–330 mosmol/l Harnstoff sind nicht ungewöhnlich.

Bei der Beurteilung der Harnionogramme sind, wenn die Situation nicht klar übersehen werden kann, für unsere Betrachtung nur diejenigen, die hohe Konzentrationen zeigen, von einer gewissen Beweiskraft. Niedrige und sehr niedrige Salzkonzentrationen finden wir im Harn auch bei Hyperelektrolytämie dann, wenn das Blutvolumen stark vermindert ist, wie das bei jeder schweren Exsiccose vorkommt. Dieses Verhalten ist als „dehydration reaction“ beschrieben worden (PETERS, ELKINGTON).

In diesen Fällen wird Na retiniert und eine sehr geringe Harnmenge ausgeschieden, d. h. alles verläuft so, als ob die vermehrte Na-Rückresorption eine vermehrte H_2O-Rückresorption in der Niere herbeiführen würde. Da bei den Säuglingen mit Diabetes insipidus in der Regel eine Exsiccose vorliegt, ist bei der Diskussion des Harnionogramms auch an diese Möglichkeit gedacht worden (GAUTIER und PRADER).

In jedem Fall ist es auffallend, daß wir im Erwachsenenalter praktisch keine Hypersalämie im Verlaufe des Diabetes insipidus sehen, der in der Regel ein Diabetes insipidus neurohormonalis ist.

Im Säuglingsalter fehlt diese Diabetes insipidus-Form zwar nicht, aber der renale Typ, der Diabetes insipidus renalis, scheint der häufigere zu sein (FANCONI, LINNEWEH, BUCHBORN u. DELBRÜCK).

Unter physiologischen Bedingungen werden etwa 50% des aufgenommenen Wassers durch die Nieren ausgeschieden.

Das Schicksal des Wassers, das getrunken wird, konnte erst verfolgt werden, nachdem man das Wasser durch Isotope kennzeichnen konnte. Eine halbe Stunde nach dem Trinken einer Mischung von normalem und schwerem Wasser finden sich in dem in dieser Zeit produzierten Harn nur 0,2% des getrunkenen Wassers (HEVESY u. HOFER). Werden 500 cm³ Wasser getrunken und in den folgenden 30 min 100 g Harn ausgeschieden, so ist in diesem Harn nur 1 cm³ des getrunkenen Wassers vorhanden, die übrigen 99 cm³ sind Wasser, das im Körper vorhanden war. Erst nach 9 $\pm$ 1 Tagen ist die Hälfte des getrunkenen Wassers ausgeschieden, und die Verweildauer eines Wassermoleküls im Organismus ist mit 13 $\pm$ 1,5 Tage berechnet worden. Wenn wir Zufuhr und Ausscheidung beschreiben, so kann das immer nur im Hinblick auf die Quantität, nicht aber auf die Identität des Wassers geschehen. Im Organismus wandert, wie Versuche mit schwerem Wasser (D_2O) gezeigt haben, Wasser sehr schnell von einem Flüssigkeitsraum in einen anderen. Pro Minute werden 73% des Blutwassers gegen extracelluläres Wasser ausgetauscht, und nach kurzer Zeit erscheint D_2O als Bestandteil organischer Verbindungen des Organismus. Die Regulation

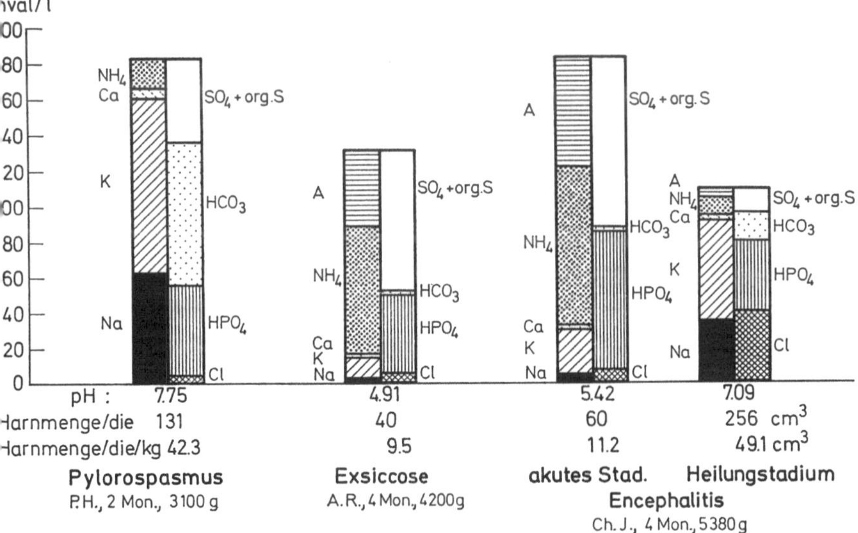

Abb. 9. Harnionogramme unter verschiedenen Bedingungen. Bei einem Säugling mit schwerem Erbrechen (Pylorospasmus) wird infolge des hochgradigen Cl-Mangels fast kein Cl ausgeschieden. Der 4 Monate alte Säugling zeigt als Ausdruck der schweren salopriven Exsiccose und Acidose infolge starker Durchfälle als Ausdruck des Salzmangels und der Acidose eine fast fehlende NaCl-Ausscheidung und starke NH_4- und Säure-Ausscheidungen. Das Ionogramm des Säuglings mit Encephalitis beruht anscheinend auf nervöser Beeinflussung der Nierensekretion, da das Ionogramm einer hochgradigen Exsiccose entsprechen würde. Der Patient zeigte keine Exsiccose-Zeichen

des Wasser- und Elektrolythaushaltes erfolgt durch die Niere. Treten Störungen durch Erbrechen, Durchfälle oder starkes Schwitzen, durch vermehrte oder verminderte Zufuhr von Wasser oder Salzen auf, so werden diese durch die gesunde Niere kompensiert, was sich in der Harnzusammensetzung widerspiegelt (Abb. 9), so wenn infolge Erbrechens ein Cl-Mangel eingetreten ist und wenig Cl ausgeschieden wird, oder wenn bei der schweren Exsiccose als Ausdruck des NaCl-Mangels und der Acidose die NaCl-Ausscheidung fast fehlt.

Die funktionellen Beziehungen zwischen der Wasserverschiebung innerhalb der verschiedenen Flüssigkeitsräume und dem Mineralstoffwechsel werden durch das Darrow-Yannetsche Prinzip bestimmt.

Wenn die Na-Konzentration in der extracellulären Flüssigkeit abnimmt, so tritt Wasser in die Zelle ein (die Zellen „quellen"). Steigt, z. B. im Durstzustand, die Na-Konzentration in der extracellulären Flüssigkeit, so erfolgt der umgekehrte Vorgang, die Zellen „schrumpfen", Diese Wasserverschiebung zwischen extra- und intracellulärer Flüssigkeit (Mach: „mouvement interne d'eau sans que le poids varie") ist abhängig von der Na-Konzentration der Extracellulärflüssigkeit (Darrow) (Abb. 10).

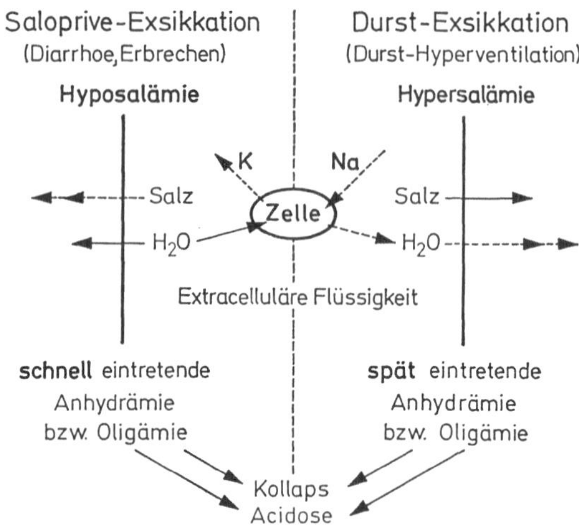

Abb. 10. Schematische Darstellung der anatomischen Lokalisation des Wasserverlustes und des Elektrolytaustausches bei der salopriven und bei der Durstexsiccose

Gleichzeitig sehen wir bei der Hyposalämie neben dem Eintritt von Wasser in die Zelle einen Austritt von K aus der Zelle, der zu Hyperkaliämien führen kann, während umgekehrt im Durst Wasser die Zelle verläßt, und Na in die Zelle eintreten kann.

Diese Vorgänge spielen bei der Pathophysiologie der Durchfallserkrankungen – wie bekannt – eine entscheidende Rolle. Die im Schema angedeuteten Verhältnisse finden sich im Einzelfall fast nie realisiert. Wir sehen neben der Durchfallserkrankung gleichzeitig Erbrechen, Beeinträchtigung der Nierenfunktion, Fieber, Hyperventilation, Schwitzen, die das Bild der reinen salopriven Exsiccose so verändern, daß wir Hypo- und Hyperchlorämien, Hypo- und Hyperkaliämien, Rest-N-Erhöhungen, Blutzuckererhöhungen, Hyperphosphatämien, verminderte Alkali-Reserve usw. beobachten können.

Wir kennen Hyposalämien mit Hypo- und Hyperchlorämien; aus der Cl-Bestimmung allein kann man deshalb keinen Schluß auf den Grad der Elektrolytämie ziehen. Im allgemeinen spricht eine Hypochlorämie gegen eine Hypersalämie.

Ich möchte betonen, daß man die Veränderungen im Blutionogramm nicht überschätzen darf; entscheidend bei den schweren Exsiccosen ist die Verminderung der kreisenden Blutmenge, die um ein Viertel vermindert sein kann, mit ihren Folgen für den Kreislauf. Die exsikkierten Säuglinge sterben vor allem infolge der Hypoxämie des Gehirns und nicht infolge der übrigen Veränderungen.

Der Cl-Stoffwechsel geht in etwa dem Na-Stoffwechsel parallel, aber wir können bei der Ausschwemmung von Ödemen auch beobachten, daß die Cl-Ausscheidung der Na-Ausscheidung um mehrere Tage nachzuhinken scheint.

Kalium, das vorwiegend in der Zelle in einer Konzentration von 150 mval/l vorkommt, ist durch seine enge Verbindung mit dem Stoffwechsel, seinen Einfluß auf die Herz- und Nierentätigkeit ausgezeichnet.

Die Hyperkaliämie führt zu Herzschädigung, Bradykardie, Herzblock und Herzstillstand in Diastole.

Die klinischen Zeichen der Hypokaliämie (Mattigkeit, Muskelschwäche, Anorexie, Nausea, Schnappatmung, Extrasystolen, AV-Block und paralytischer Ileus) sind möglicherweise zum Teil durch die meist gleichzeitig bestehende Hypoxämie bedingt.

Die Ausscheidung des K, das nur zu etwa 5% der Gesamtmenge extracellulär vorkommt, ist sehr variabel, seine Aufnahme ist für das Wachstum notwendig; aber eine vermehrte Zufuhr scheint das Wachstum nicht zu beschleunigen (Muttermilch und Kuhmilch).

Wir haben in langfristigen (2–3 Wochen dauernden) Bilanzversuchen die Beziehungen zwischen Zufuhr und Ausscheidung des K bestimmt.

Dabei haben wir auch berechnet, welche Unterschiede sich ergeben, wenn wir die Verluste von Na, K und Cl mit dem Schweiß berücksichtigen. Diese Verluste werden von Kerpel-Fronius für K mit 0,1 mval/kg KG/die, für Na und Cl mit 0,4 mval/kg/die angegeben.

Wir haben dann ein theoretisches Gewicht aus der analytisch bestimmten Retention des Na, des Cl und des K ohne und mit Berücksichtigung der Schweißverluste berechnet und mit dem tatsächlichen Gewicht verglichen. Dabei sind wir davon ausgegangen, daß Na in einer Konzentration von 140 mval/l und Cl in einer Konzentration von 100 mval/l retiniert werden. Für K wurde aufgrund der Untersuchungen über das austauschbare K eine Konzentration von 40 mval/kg angenommen, d. h. eine Retention von 20 mval K würde einer Gewichtszunahme von 500 g, besser von mindestens 500 g entsprechen. Abgesehen von K können die errechneten Kurven schwerlich dem reellen Gewicht entsprechen, da ja nicht nur extracelluläre

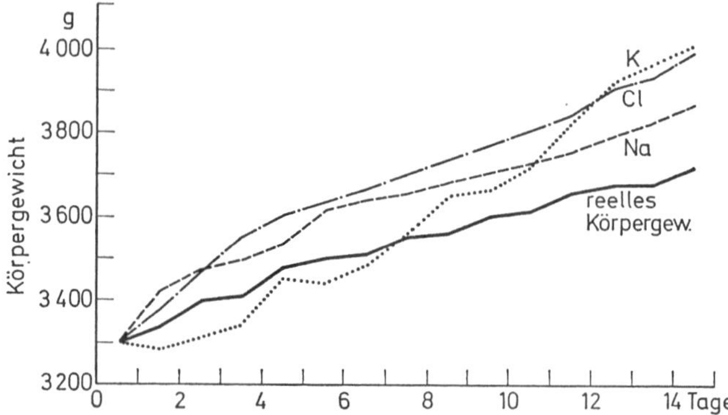

Abb. 11. Gewichtskurve eines 2 Monate alten mit Pelargon-Milch ernährten Säuglings (ausgezogene Linie). Gleichzeitig sind Gewichtskurven eingezeichnet (unterbrochene Linien), die aufgrund der Retention des Na, des K und des Cl berechnet wurden. Die Retention der Elektrolyte wurde aus der Differenz zwischen Zufuhr und Ausscheidung mit Stuhl und Harn berechnet. Die Elektrolytverluste mit dem Schweiß wurden nicht berücksichtigt

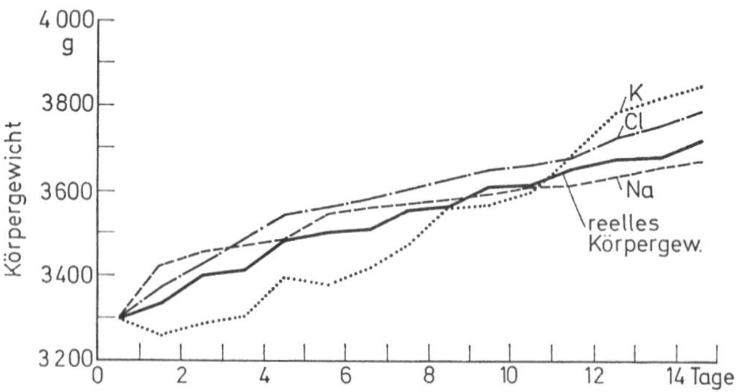

Abb. 12. Zum Unterschied von Abbildung 11 sind hier bei den berechneten Gewichtskurven die Na-, K- und Cl-Verluste mit dem Schweiß berücksichtigt

Flüssigkeit, sondern auch Glykogen, Eiweiß und Fett gebildet werden. Deshalb sollte die auf der Basis der Na- und Cl-Retention berechnete Gewichtskurve unterhalb der wirklichen Gewichtskurve liegen, und die Na- und Cl-Kurve zusammenfallen. Es ist außerordentlich interessant, diese Kurven zu studieren.

Dies soll an 2 Beispielen gezeigt werden.

Auf der Abbildung 11 ist zunächst die Gewichtskurve eines gesunden, normal ernährten Säuglings dargestellt, bei dem die Elektrolytverluste mit dem Schweiß nicht berücksichtigt werden. Alle errechneten Kurven liegen über der wirklichen Gewichtskurve. Nur die K-Kurve liegt im Beginn tiefer. Die K-Verluste spiegeln sich nicht in der wirklichen Gewichtskurve wider. Außerdem gehen die Na- und Cl-Kurve wenig parallel. Bei Berücksichtigung der wahrscheinlichen Schweißverluste nähern sich alle Kurven der wirklichen Gewichtskurve (Abb. 12). Die Na-Kurve liegt erwartungsgemäß am Ende der Beobachtungsperiode tiefer, die Cl-Kurve

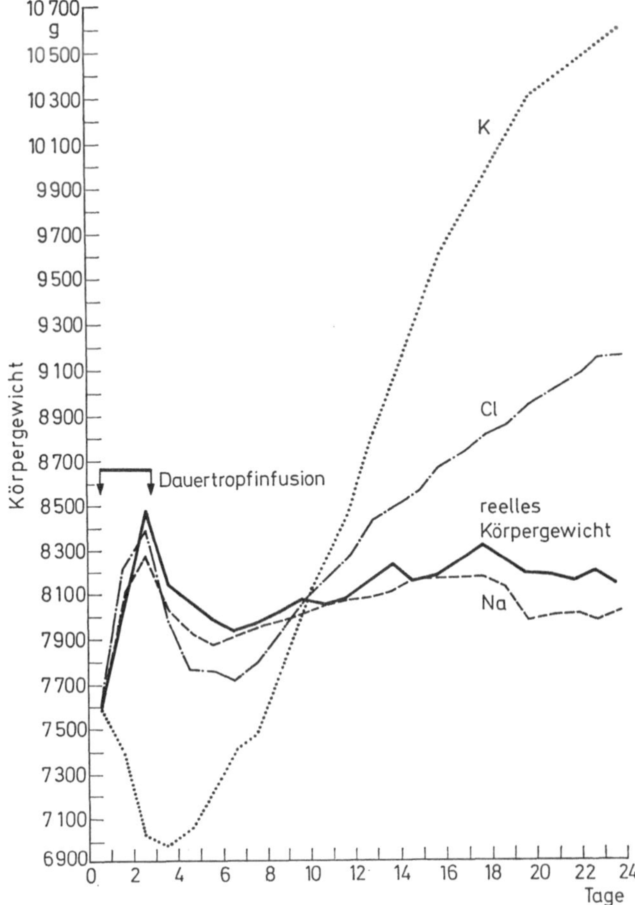

Abb. 13. Gewichtskurve eines 5 Monate alten Säuglings (ausgezogene Linie), der wegen einer schweren Exsiccose mit einer Dauertropfinfusion behandelt wurde; sehr steiler Gewichtsanstieg während der Infusion. Die auf Grund der Retention des Na und des Cl berechneten Gewichtskurven (unterbrochene Linien) fallen zunächst mit der tatsächlichen Gewichtskurve weitgehend zusammmen. Die K-Kurve fällt sehr stark ab und steigt anschließend ungewöhnlich hoch an. Die Elektrolytverluste mit dem Schweiß wurden nicht berücksichtigt (weitere Einzelheiten siehe Text)

weicht unverändert von der Na-Kurve ab, und die K-Kurve zeigt die deutlichste Abweichung nach oben (~ 150 g!).

Die Abweichungen der Na- und K-Kurve können, sofern die Kurven über dem wirklichen Gewicht liegen, auch durch die „trockene Retention" dieser Elektrolyte erklärt werden. Im Skelett des Erwachsenen finden sich 130–140 mval K und 800–900 mval Na!

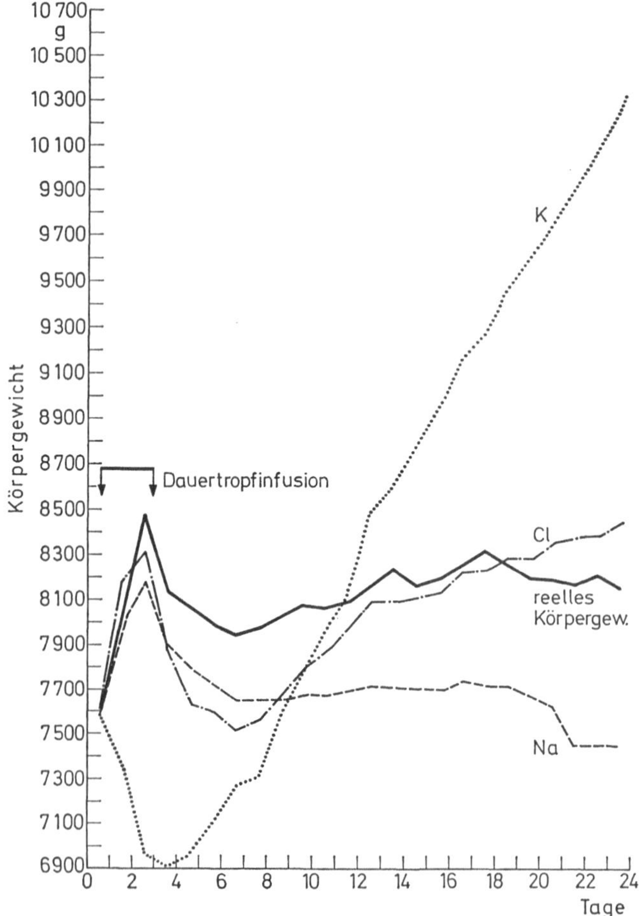

Abb. 14. Zum Unterschied von Abbildung 13 sind hier bei den berechneten Gewichtskurven die Na-, K- und Cl-Verluste mit dem Schweiß berücksichtigt

Wesentlich interessanter sind die Kurven, die wir bei Säuglingen nach großen Gewichtsverlusten mit starken Exsiccosen infolge schwerer Durchfälle sehen (Abb. 13).

Der Säugling, der bei der Aufnahme 7550 g wiegt, erhält sofort eine i.v. Dauertropfinfusion. In den ersten 24 Std werden 1000 cm³ eines Gemisches von Ringer-Lösung und 5% Glucose-Lösung $\overline{aa}$ partes gegeben. In den folgenden 24 Std werden 910 cm³ Flüssigkeit i.v. verabfolgt. Die Lösung setzt sich zusammen aus 400 cm³ Ringer-Lösung, 440 cm³ 5% Glucose-Lösung, 70 cm³ einer Aminosäure-Lösung, die 0,25 g KCl (= 3,3 mval K) enthält. Ohne Berücksichtigung der Schweißverluste sehen wir in den ersten 48 Std eine erhebliche errechnete Gewichtszunahme. Na- und Cl-Kurve gehen – vor allem in den ersten 24 Std – der wirklichen Gewichtskurve fast parallel; d. h. die Gewichtszunahme ist allein durch Bildung extracellulärer Flüssigkeit bedingt.

Die K-Kurve dagegen zeigt ein völlig andereres Verhalten. Während der Dauer der Infusion treten sehr erhebliche K-Verluste (Hunger!) auf, die einem Gewichtsverlust von etwa 600 g entsprechen würden.

Nach Beendigung der Infusion und Beginn der oralen Nahrungs- und Flüssigkeitszufuhr fällt das Gewicht zunächst wieder ab. Der wirkliche Gewichtsverlust ist geringer als dem Na- und Cl-Verlust entspricht. Aber während dieser vermehrten Ausscheidung von Na und Cl beginnt eine sehr beträchtliche K-Retention, die in der Folge anhält und ein ungewöhnliches theoretisches Gewicht ergibt. Es muß hier betont werden, daß das Kind klinisch keine Zeichen einer Hypokaliämie zeigte.

Eine solche Diskrepanz zwischen der tatsächlichen Gewichtskurve und der K-Kurve läßt sich nur mit der Annahme eines erheblichen K-Bestandes erklären, der im Beginn der Behandlung mobilisiert und später durch Retention wieder aufgebaut wird. Die Na-Kurve entspricht eher unseren Erwartungen, während die Diskrepanz zwischen Na und Cl auch durch eine trockene Cl-Retention erklärt werden könnte. Der Unterschied, der durch Berücksichtigung der Schweißverluste (Abb. 14) entsteht, ist gering.

Aus diesen Beobachtungen und Berechnungen lassen sich mehrere Schlüsse ziehen:

Offensichtlich sind die K-Verluste mit den durchfälligen Stühlen sehr groß, ohne daß dadurch klinisch Zeichen einer Hypokaliämie ausgelöst werden. Die K-Verluste halten noch an, während das Körpergewicht infolge der Infusionstherapie bereits zunimmt. Auch jetzt fehlen noch Zeichen einer Hypokaliämie, obwohl kein oder nur sehr wenig K zugeführt wird.

Ein solcher Krankheitsverlauf ist nur möglich, wenn erhebliche K-Reserven bestehen und mobilisiert werden können; diese werden im Verlauf der Restitution wieder aufgebaut, wie sich aus der theoretischen Gewichtskurve ergibt.

Der Verlauf der Na-Kurve läßt sich so erklären, daß im Verlauf einer Exsiccose und Acidose $^2/_3$ des intracellulären K durch Na und $^1/_3$ durch $H^{\cdot}$ ersetzt werden können. Dieses intracelluläre Na tritt im Verlauf der Restitution wieder in den Extracellulärraum zurück, tritt aber in der Bilanz nicht in Erscheinung.

Mit diesen letzten Ausführungen möchte ich zeigen, wie unsicher Berechnungen sein können, wenn wir etwa aufgrund von Veränderungen des Blutionogrammes ein Mehr oder Weniger bestimmter Elektrolyte korrigieren wollen. Es ist immer besser, der Regulationsfähigkeit der Niere zu vertrauen, und man sollte ihre Funktion so schnell wie möglich wiederherstellen und benutzen, um eine Restitution zu erreichen.

The Protein and Amino Acid Requirements of the Infant

By **Selma E. Snyderman**

The ultimate function of the protein intake is to provide amino acids to tissues to renew their nitrogenous components. The infant has special needs for protein in addition to tissue repair; his greatest need is for growth, but he also requires a certain amount of protein to allow for chemical maturation. Chemical maturation may be defined as the changes that occur in body composition with growth. The nitrogen content of the fat-free tissue increases rapidly during the first months of life, from under 2% at birth to 3% at 7 months of age. The requirement for this purpose has not been as generally appreciated as the requirement for the rapid growth of the infant.

During infancy, as well as at other periods of life, the protein requirement depends on the adequacy of the other components of the diet. Thus, if the caloric intake is not sufficient, protein will be diverted to fulfill this need. Similarly, vitamin requirements must also be met. For example, an inadequate intake of nicotinic acid will increase the tryptophan requirement. This discussion of the protein and amino acid requirements is valid only if the diet is adequate in all other respects.

Although a great deal of effort has gone into the study of the protein requirements of infants, there is still a great deal of controversy about them. This is the result of a lack of established criteria of adequacy. An adequate protein intake is one which permits normal growth, but just what constitutes normal growth can also be a topic for discussion. The retention of an adequate amount of nitrogen has also been advocated as a criterion of sufficient protein intake. Yet, it has been demonstrated on numerous occasions that the nitrogen retention increases with increasing nitrogen intake; thus this would not allow differentiation between adequate, optimal and maximum intake. The most widely used approach has been to use the rate of growth and the nitrogen retention of the breast-fed infant as a standard of reference. In a series of studies that we performed and in those reported by Foman, [1] intakes as low as 1.8 g/kg of good quality protein (cow's milk) fulfilled these criteria. This figure applies to the first months of life.

The FAO/WHO joint expert group on protein requirements arrived at the same figure as a result of a series of calculations. First, they estimated the basal nitrogen requirement from the known obligatory losses in stools, urine and skin. Then they added an allowance for growth and one for chemical maturation. To this sum they added an extra 10% to cover the stresses of daily life. The total of these various additions gave a requirement figure of 1.78 g/kg/day for the first half year of life [2].

We prefer another approach to the evaluation of protein requirements, the determination of the plasma amino acid levels. Earlier work on the plasma of children suffering from kwashiorkor (protein deficiency disease) in a number of underdeveloped countries had demonstrated the profound ef-

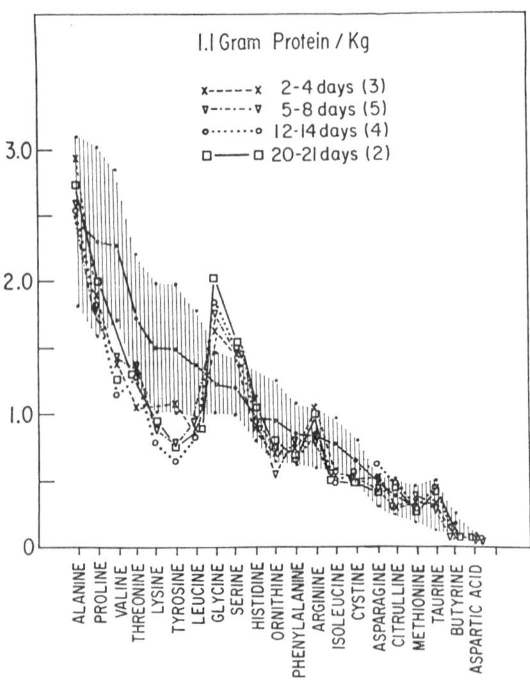

Fig. 1. The plasma aminogram after feeding 1.1 g of protein/kg/day for the lengths of time indicated on the figure. The figures in parentheses are the number of subjects. The heavy line is the average of 29 infants fed a standard formula providing 3–3.5 g of protein/kg/day, and the shaded area represents one standard deviation above and below this average

fect such protein restriction had on the plasma amino acid levels [3]. This stimulated us to study the plasma aminogram of infants given limited amounts of protein for varying periods of time. They received a good quality protein, cow's milk, and the remainder of the diet was adequate in every respect; the quantity of protein was the only variable. When the protein intake was reduced to 1.1 g/kg/day, there was some impairment in the rate of weight gain and some reduction in the amount of nitrogen retained. This clearly inadequate intake was reflected in the plasma aminogram (Fig. 1).

There was a definite depression of the levels of the essential amino acids, a tendency toward elevation of the unessential amino acid levels and an elevation of the glycine level. Intakes of 1.3 and 1.5 g/kg resulted in very similar plasma aminograms, but there was only one abnormality when 1.7 g/kg/day was fed (Fig. 2). This intake permitted the return of the essential amino acid levels to normal, but the glycine level was still elevated. Since the in-

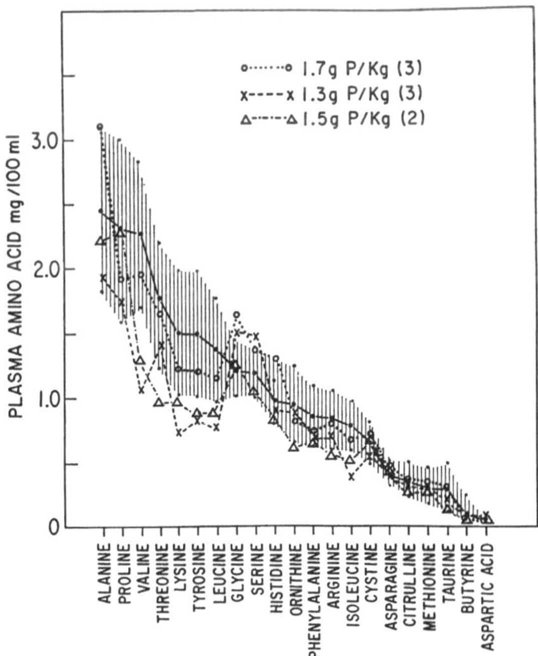

Fig. 2. The plasma aminogram after feeding 1.3, 1.5, and 1.7 g of milk protein/kg/day. The number of subjects are in the parentheses. Except for a slightly elevated glycine level, the aminograms of the subjects fed 1.7 g/kg are within normal limits

fants were gaining weight and retaining nitrogen at adequate rates, the elevation of glycine may be considered to be the most sensitive indicator of the adequacy of intake and 1.7 g/kg of protein may represent the minimum protein requirement for this age group.

The amino acid composition is equally as important as the quantity of the protein. The concept of essential and unessential amino acids was known as early as the second decade of this century, [4] but precise quantitative information was not possible until much later when synthetic amino acids became available to construct chemically defined diets. Such work was carried out in adults by three different groups, those of Rose [5–7],

SWENSEID [8–11], and LEVERTON [11], and information has been obtained in infants by our group at New York University [12–18]. We used a completely synthetic diet, the nitrogen moiety of which was a mixture of 18 L-amino acids in the same proportions as they occur in human milk (Table 1). The diet was complete in every respect and the only variable was the quantity of the particular amino acid being studied. After a control period on the full complement of amino acid, it was removed from the diet and then reintroduced in a stepwise fashion until our criteria of adequacy were fulfilled. These included the general well-being of the infant, the rate of weight gain

Table 1. Composition of Experimental Diet

Component	Amount (gm)	% of Total Calories
L-amino acid mixture	100	12
L-alanine	2.67	—
L-arginine	4.58	—
L-aspartic acid	8.78	—
L-cystine	2.14	—
L-glutamic acid	17.56	—
L-glycine	2.06	—
L-histidine	1.76	—
L-isoleucine	6.11	—
L-leucine	11.76	—
L-lysine hydrochloride	7.10	
L-methionine	1.68	—
L-phenylalanine	4.89	—
L-proline	6.11	—
L-serine	5.34	—
L-threonine	4.58	—
L-tyrosine	4.58	—
L-tryptophan	1.68	—
L-valine	6.64	—
Corn oil	160	43
Dextri-Maltose	375	45
Mineral Mixture[a]	22.3	—
B vitamin mixture[b]	—	10.0 ml/day
Vitamins A, C, and D supplied as TriVisol	—	0.6 ml/day

[a] The composition of the mineral mixture was as follows: NaCl 18.9%, $CaHPO_4$ (anhydrous) 25.4%, $MgSO_4$ (anhydrous) 6.8%, $KHCO_3$, 44.4%, KCl 2.88%, Fe_3 Citrate 2.21%, $CuSO_4$ (anhydrous) 0.24%, $MnSO_4$, (anhydrous) 0.15%, KI 0.015%, NaF 0.03%.

[b] The composition of the B vitamin mixture was as follows: thiamine 0.38, riboflavin 2.0, nicotinamide 0.85, calcium pantothenate 3.5, pyridoxine 0.67, hexahydroxycyclohexane 180, para-aminobenzoic acid 0.5, folic acid 0.05, choline chloride 147, biotin 0.03, cyanocobalamine 0.015 mg.

and the amount of nitrogen retained. The intake was considered adequate when these were equivalent to those observed during the control period. Examples of two such studies are illustrated in the Figures 3 and 4. After study of the known essential amino acids, our attention was directed to histidine and arginine, whose essentiality, for man had been questioned. Our studies demonstrated that arginine was not required by the full-term infant

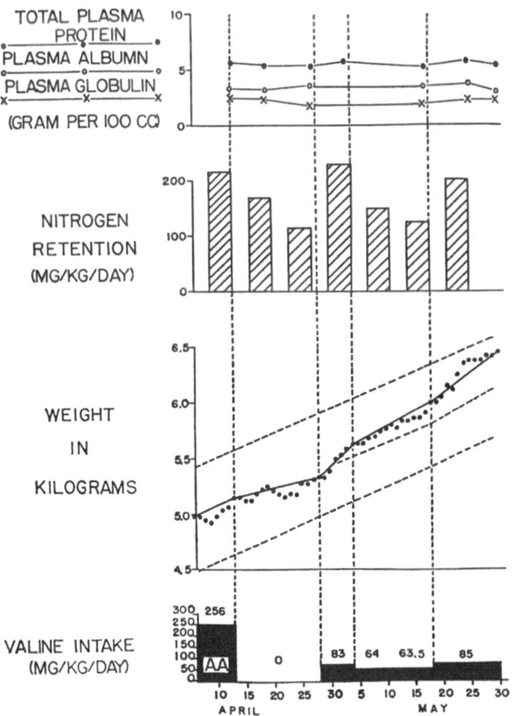

Fig. 3. An example of a study of the valine requirement of the normal infant. The criteria of adequacy were satisfied by a valine intake of 83 mg/kg/day

(Fig. 5). However, in contrast to the findings in the adult, histidine is an essential amino acid for the infant. Not only was the omission of histidine from the diet followed by a cessation in weight gain and an impairment in the amount of nitrogen retained, but there was also the appearance of a rash (Fig. 6). This rash was very similar to that of infantile eczema both clinically and pathologically. It appeared to be a manifestation of histidine deficiency only during early infancy. We have been able to demonstrate that histidine is an essential amino acid during the entire first year of life, but have not yet had the opportunity to ascertain how much longer it is essential.

Table 2 summarizes the amino acid requirements obtained by these studies. They correlate very well with the intakes provided by 1.7 g of cow's milk protein/kg/day; the figure which we believe to be very close to the minimal requirement for this age (Table 3).

When these studies were originally performed, quantitative determination of the plasma amino acid levels was not readily available to us. We have

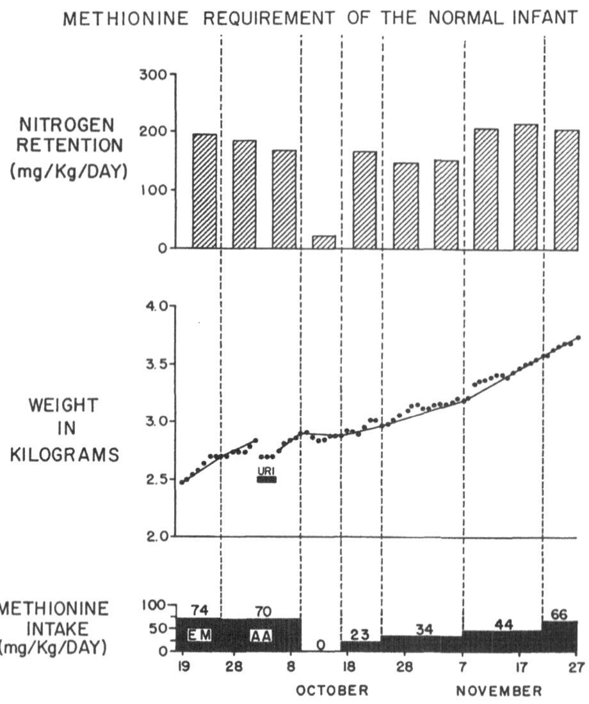

Fig. 4. Protocol of a study of the methionine requirement. Weight gain and nitrogen retention on an intake of 44 mg/kg of methionine were equivalent to that observed during control periods when 66–74 mg/kg of methionine were provided

since repeated some of these studies in an effort to determine whether the plasma level of an amino acid is an indicator of adequacy of intake. Our findings thus far indicate that it may be the most sensitive criterion. In every study undertaken, a higher intake has been necessary to bring the plasma level back to the normal range than to permit normal weight gain and nitrogen retention. It appears that all the other tissue needs must be fulfilled before that of the plasma. Figures 7 and 8 illustrate two such studies.

It should be pointed out that amino acid requirements are not necessarily met by supplying the minimal amounts. The amino acid intake not only has to be adequate; it also has to be balanced. Amino acids may complete with one another in biological systems in mammalian metabolism, and there are complex interrelationships between amino acids. In addition to the

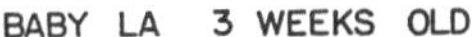

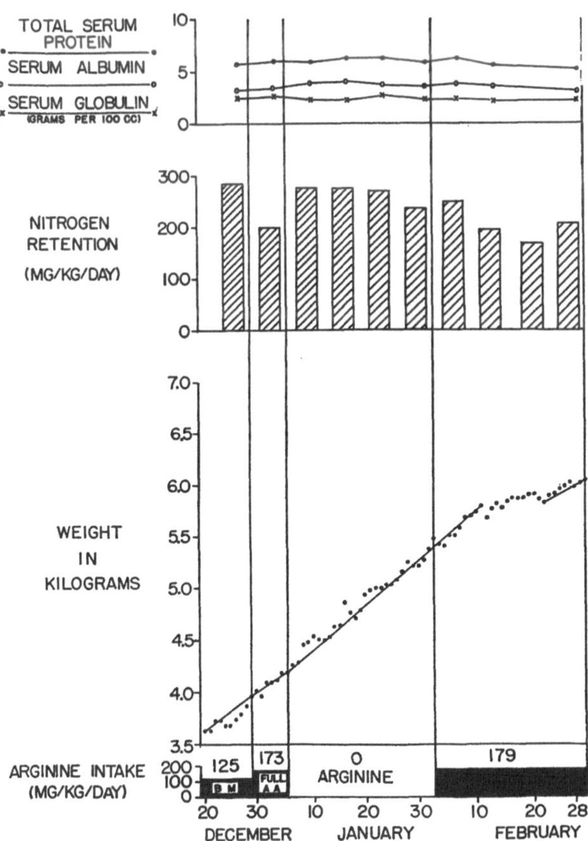

Fig. 5. A study demonstrating that arginine is not an essential amino acid for the infant. During the 24 days that this infant was given a diet free of arginine, weight gain and nitrogen retention were equivalent to that observed during the control periods on the experimental diet and on breast milk (B.M.)

requirement for essential amino acids, there is also a need for nitrogen. This must be provided for the synthesis of unessential amino acids. This requirement can be met by the unessential amino acids as such or by the use of such simple forms of nitrogen as urea or ammonia. We first became aware of this need for nitrogen during a series of studies designed to deter-

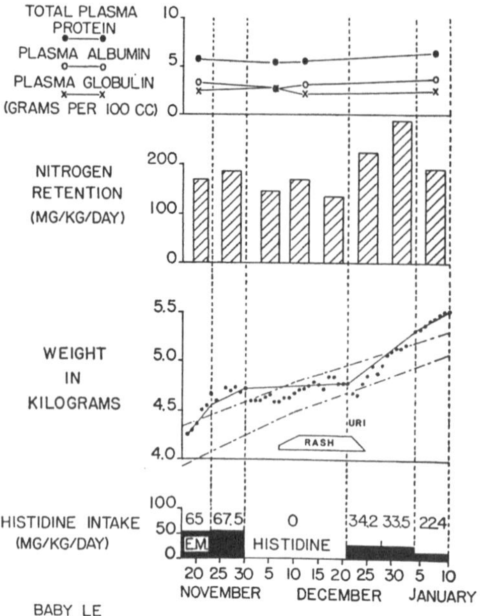

Fig. 6. A study that demonstrates that histidine is an essential amino acid for the infant. There was a cessation in weight gain and a reduction in the amount of nitrogen retained when histidine was omitted. The rash which developed after a week on this regime disappeared after histidine was added to the diet. This infant's histidine requirement was 34 mg/kg/day

Table 2. Amino Acid Requirements of Infants 2–4 Month of Age

Amino Acid	Requirement (mg/kg/day)
Histidine	34 (16 < 34)[a]
Isoleucine	110 (70 < 110)
Leucine	150 (76 < 229)[b]
Lysine	103 (88 < 103)
Methionine (in presence of cystine)	45 (33 < 45)
Phenylalanine (in presence of tyrosine)	90 (47 < 90)
Threonine	87 (45 < 87)
Tryptophan	22 (15 < 22)
Valine	105 (85 < 105)

[a] The higher requirement for each amino acid is qualifi ed bythe symbol "less than" because the minimum requirement must be somewhere between that which is adequate and a lower figure which was demonstrated to be inadequate.
[b] With one exception, the leucine requirement did not excede 150 mg/kg/day.

Table 3. Amino Acid Requirements of Infants

	Determined by Study mg/kg/day	Calculated (1.7 g milk protein/kg) mg/kg/day
Histidine	34	41
Isoleucine	110	109
Leucine	150	184
Lysine	103	133
Methionine	45	43
Phenylalanine	90	88
Threonine	87	79
Tryptophan	22	25
Valine	105	117

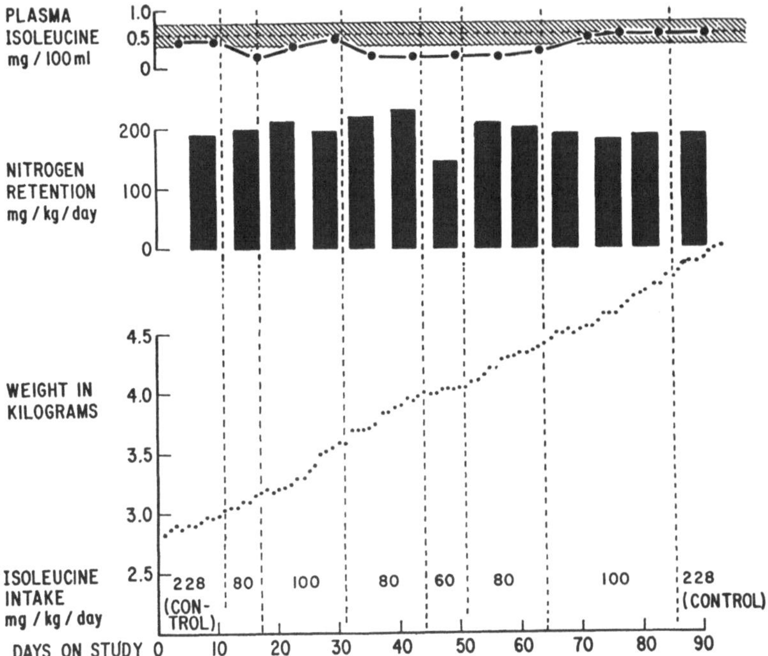

Fig. 7. A study of the isoleucine requirement of the normal infant. Weight gain and nitrogen retention were equivalent to the control period when 80 mg/kg of isoleucine were provided. However, the plasma isoleucine did not return to normal until the intake was increased to 100 mg/kg/day

mine the minimal protein requirement [19]. The intake of cow's milk protein was gradually reduced until there was a cessation of weight gain and a reduction in the amount of nitrogen retained. At this point, there were two possibilities; the first was that the intake of one or more essential amino acids was insufficient, while the second possibility was a deficiency of total nitrogen. We tested the second hypothesis by the addition of either glycine or urea. When enough was added to bring the total nitrogen intake back to the control level, the weight gain and nitrogen retention returned to these control values (Fig. 9).

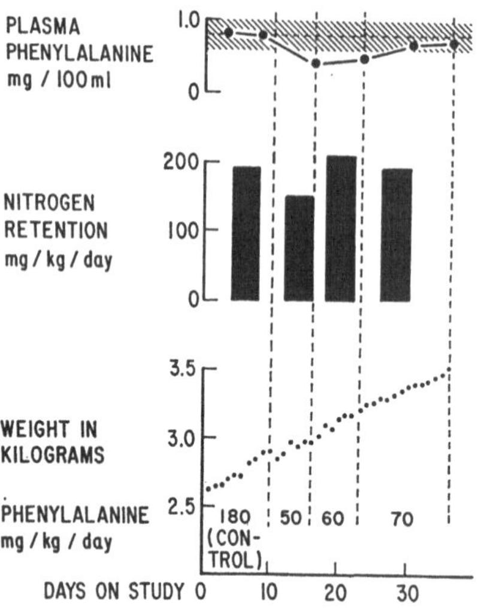

Fig. 8. A study of the phenylalanine requirement of the normal infant. An intake of 60 mg/kg/day permitted normal weight gain and nitrogen retention. The plasma phenylalanine level returned to the normal range when 70 mg/kg were provided

Both the protein and amino acid requirements are greatly affected by the age of the child. They are good deal higher for the premature infant and fall off rapidly during the first year of life. A number of studies of the protein requirement of the premature infant have been performed, but because of a number of other variables, none accurately defines the minimum requirement. Our studies on the aminogram of the premature infant fed two grams of protein per kilogram suggest that this is close to the requirement. These infants demonstrated the same increase in glycine level that we observed in the full term infant fed 1.7 gram of protein per kilogram, and, in addition, had some depression of the lysine level (Fig. 10). Another approach has been to determine the biologic value and net protein utilization of cow's milk protein fed at various levels of intake. Similar studies, performed in animals by other investigators had demonstrated a drop in these values when the needs for protein anabolism had been met [20–21]. We observed a drop in these values with a protein intake of between 2 and 3 g/kg/day, indicating that the higher figure was in excess (Fig. 11).

Our studies on the individual amino requirements of the premature infant, performed with the same techniques as in the full term infant, have confirmed the increased requirement of the premature. These studies are still in

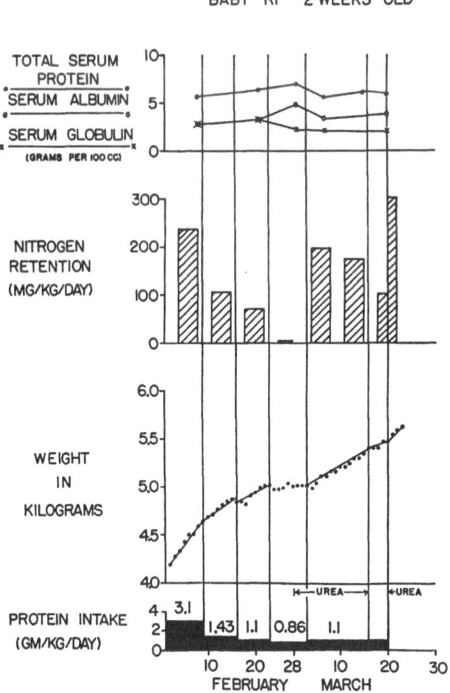

Fig. 9. A study demonstrating the need for "unessential" nitrogen. This infant's weight gain and nitrogen retention fell off as the protein intake was reduced. The addition of urea to the diet permitted immediate resumption of weight gain and the retention of adequate nitrogen

progress; table 4 summarizes the date obtained thus far and compares them to the requirements for the full term infant. Another difference in the requirements of the premature infant is the need for certain amino acids which are not essential for the more mature individual. This is a consequence of the failure of complete development of certain enzyme systems which are necessary for the synthesis of unessential amino acids. This is true of both tyrosine and cystine. Figures 12 and 13 illustrate these requirements of the premature infant.

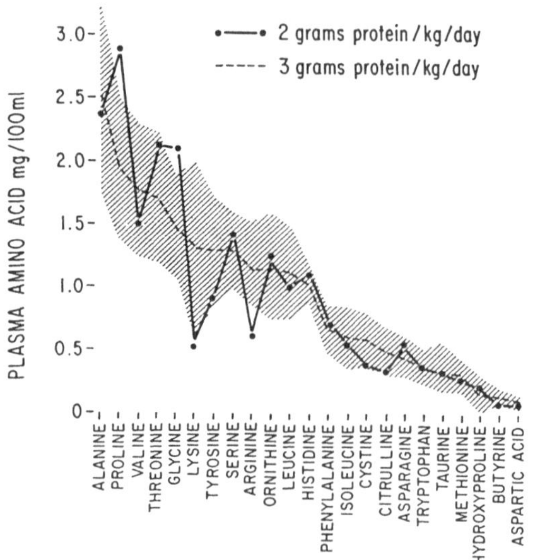

Fig. 10. The plasma aminogram of premature infants fed 2 g of protein/kg/day compared to controls given 3 g of protein/kg/day. The shaded area represents 1 standard deviation above and below the average control

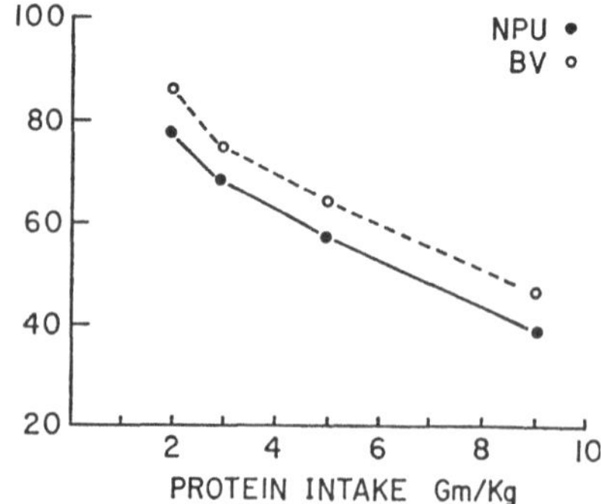

Fig. 11. Relation of the biologic value (BV) and net protein utilization (NPU) to the protein intake in the premature infant. The sharp fall in these values between the 2 and 3 g intakes represents the less efficient utilization that occurs after the protein requirement has been met

Table 4. Comparison of Amino Acid Requirements of Premature and Full-Term Infants

	Premature mg/kg/day	Full Term mg/kg/day
Lysine	200 (150 < 200)	103
Leucine	200 (150 < 200)	150
Phenylalanine	120 (90 < 120)	90

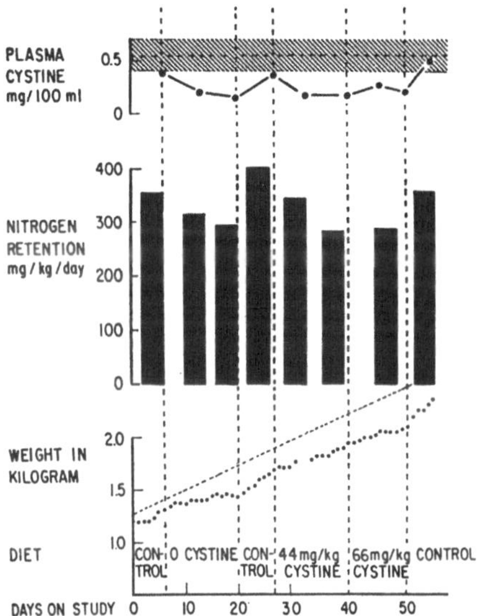

Fig. 12. Protocol of a study demonstrating that cystine is an essential amino acid for the premature infant. The weight gain and the nitrogen retention are impaired and the plasma cystine level falls when cystine is removed from the diet. The criteria of adequacy were not fulfilled by intakes of cystine less than the control which provided 85 mg/kg/day

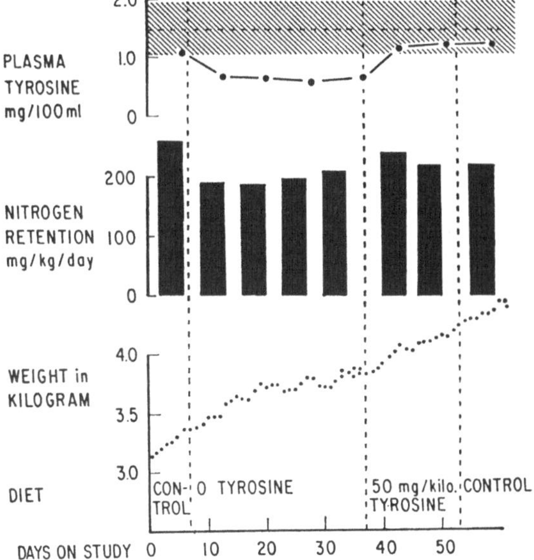

Fig. 13. The effect of tyrosine withdrawal on the weight gain, nitrogen retention, and plasma level of a full-term baby 10 days of age. These criteria returned to the normal range when 50 mg/kg/day were supplied

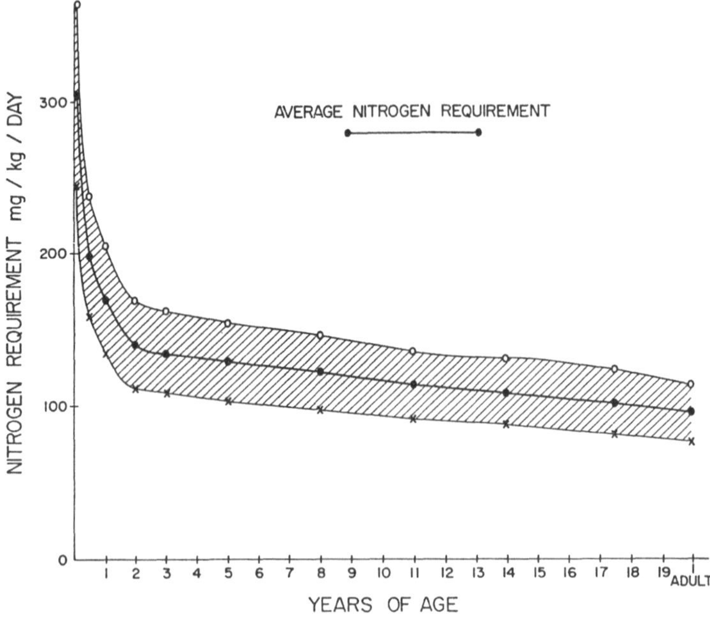

Fig. 14. The nitrogen requirement at different ages. The solid line represents the average and the shaded area 95% of the population. Adopted from data of the FAO/WHO Joint Expert Group

Although the protein and amino acid requirements of the second half of the first year of life have not been systematically studied, there are a number of indications that they are considerably lower. A number of children with various metabolic disorders have grown very well with protein intakes just over 1 g/kg. The data assembled by the FAO-WHO joint committee also demonstrate this lower requirement (Fig. 14). There is apparently a similar fall in the individual amino acid requirements. This data is derived from children with metabolic disorders who must be given the exact requirement of an amino acid as any excess results in elevated plasma amino acid levels. Figure 15 summarized our data on the phenylalanine requirement of phenylketonuric children durin gthe first two years of life.

Summary

The infant requires protein for growth and chemical maturation as well as for the maintenance of tissue. Studies of growth and nitrogen retention and of the plasma aminogram all indicate that 1.8 g/kg of a good quality

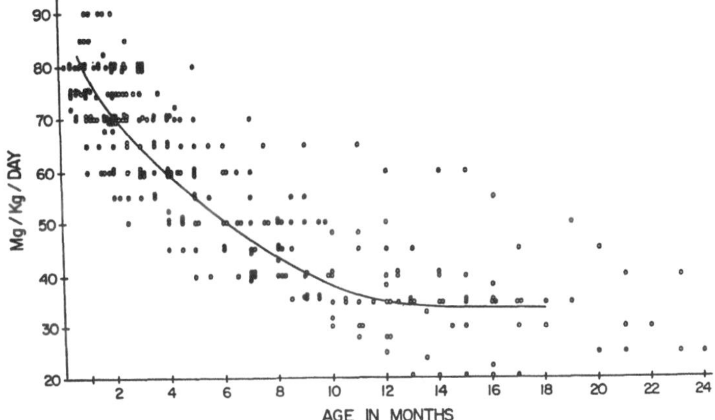

Fig. 15. The effect of age on the phenylalanine requirement of the phenylketonuric infant. The requirement falls off rapidly during the first months of life

protein is close to the minimal requirement. The quantities of essential amino acids supplied by this amount of protein are similar to those determined by a series of studies using synthetic diets. The protein and amino acid requirements fall off rapidly during the first year of life. They are highest for the premature infant; in addition, certain amino acids not to be considered essential for the more mature individual are dietary requirements for the premature infant.

Bibliography

1. Foman, S. J., Ziegler, E. E., Thomas, L. N., Filer, L. J.: In: Jonxis, J. H. P., Visser, H. K. A., Troelstra, J. A. (Ed.): Metabolic Processes in the Foetus and Newborn Infant, p. 141. Kroese Leiden 1971
2. Joint FAO/WHO Expert Group on Protein Requirements: Protein Requirements, WHO Technical Report Series No. 301, 1965.
3. Holt, L. E., Jr., Snyderman, S. E., Norton, P. M., Roitman, E., Finch, J.: Lancet **II,** 1343 (1963).
4. Osborne, T. B., Mendel, L. B.: J. biol. Chem. **17**, 325 (1941).
5. Rose, W. C. *et al*: J. Biol. Chem. **182**, 541 (1950).
6. — J. biol. Chem. **188**, 49; **193**, 605, 613 (1951).
7. — J. biol. Chem. **212**, 201; **213**, 913; **214**, 579; **215**, 101; **216**, 225, 763; **217**, 93, 981 (1954).
8. Swenseid, M. E. *et al*: J. Nutr. **58**, 495, 507 (1956).
9. — J. Nutr. **75**, 295 (1961).
10. — J. Nutr. **77**, 391 (1962).
11. Leverton, R. M. *et al.*: J. Nutr. **58**, 59, 83, 219, 341, 355 (1956).
12. Pratt, E. L., Snyderman, S. E., Cheung, M. W., Norton, P. M., Holt, L. E., Jr.: J. Nutr. **56,** 231 (1955).

13. SNYDERMAN, S. E., *et al.*: Amer. J. Dis. Childh. **102**, 157 (1961).
14. — J. Nutr. **56**, 253 (1955).
15. — J. Amer. med. Ass. **97**, 175, 186, 192 (1959).
16. — Amer. J. Dis. Childh. **102**, 163 (1961).
17. — Pediatrics **31**, 786 (1963).
18. — J. clin. Nutr. **15**, 313, 322 (1964).
19. SNYDERMAN, S. E.: J. Nutr. **78**, 75 (1962).
20. PLATT, B. S., MILLER, D. S.: Proc. Nutr. Soc. **17**, 106 (1958).
21. ALLISON, J. B., MUNROE, H. N., ALLISON, J. B.: Editors. Mammalian Protein Metabolism, Academic Press, New York.

Fettmetabolismus bei Neugeborenen und jungen Säuglingen*

Von **H. Wolf** und **A. Otten**

Für das Neugeborene stellt die Geburt einen beträchtlichen Einschnitt dar. Das betrifft u. a. die Nahrungszufuhr. Diese wird regelrecht abgeschnitten, wenn der placentare Kreislauf unterbrochen wird.

In den letzten Wochen vor der Geburt bereitet sich der Fetus auf diesen Zustand vor. Große Mengen von Fett, aber auch von Kohlenhydraten werden synthetisiert und eingelagert. Vorwiegend sind es Glucose und Aminosäuren, in geringerem Grade Fettsäuren, die dem Fetus über die Placenta zufließen. Die Durchlässigkeit der Placenta für Fettsäuren ist gering. Wir sahen bei eigenen Studien (Wolf u. Mitarb.) eine Korrelation der kindlichen Fettsäurewerte im Nabelschnurblut zu den mütterlichen, die mit einem

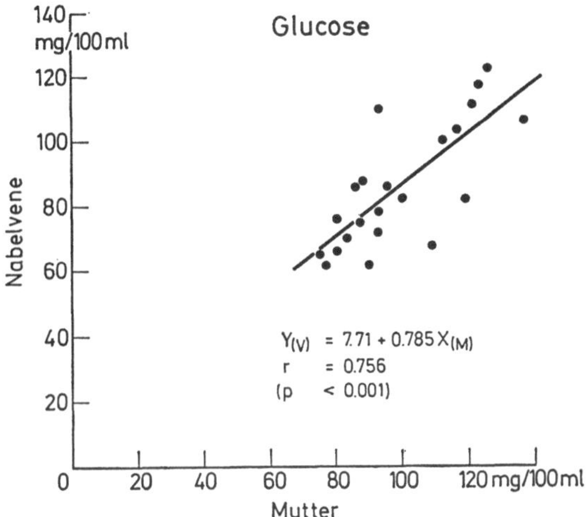

Abb. 1. Korrelation der Glucose in Nabelvene (Ordinate) und mütterlichem Venenblut (Abszisse), nach Wolf u. Mitarb.

* Ein Teil der Ergebnisse wurde durch ein Reisestipendium der DFG ermöglicht (Wo 69/8), ein weiterer Teil durch eine Einladung der Univ. of Miami Medical School, Dpt. of Pediatrics. Für finanzielle Unterstützung ist der Fa. B. Braun, Melsungen, zu danken. Weitere Sachbeihilfen der DFG unter Wo 69/7.

Korrelationskoeffizienten von r = 0,61 jedoch bei weitem nicht so überzeugend war wie die der Glucose mit r = 0,76 (Abb. 1 u. 2).

Weiterhin war festzustellen, daß die Höhe des Fettsäurenspiegels im Nabelschnurblut nur $^1/_7$ desjenigen vom mütterlichen Blut betrug. Nach van Duyne u. Mitarb. kann markiertes Palmitat im Organismus des Feten unter der Geburt nachgewiesen werden, wenn die Mutter kurz zuvor markiertes Palmitat erhalten hat. Die genannten Autoren berechneten aus der Halbwertszeit der Fettsäuren einen nicht unerheblichen Umsatz von mütterlichen Fettsäuren im fetalen Organismus. Für das fetale und neugeborene Kaninchen ist Neusynthese von Fett aus Kohlenhydraten von Popják und

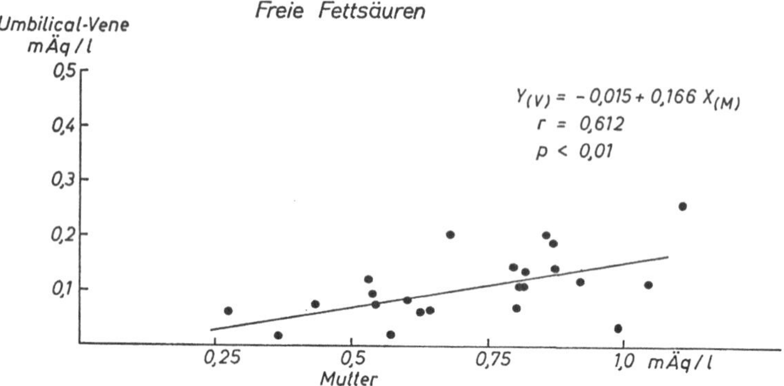

Abb. 2. Korrelation der freien Fettsäuren im Nabelvenenblut und mütterlichem Venenblut, nach Šabata u. Mitarb.

aus Acetat von Schreier (1964) überzeugend nachgewiesen worden. Beim menschlichen Feten sind wir auf Vermutungen angewiesen, die sich aus folgenden Berechnungen ergeben:

Der Glucosespiegel im Nabelschnurblut beträgt 85% des gleichzeitig gemessenen mütterlichen Glucosespiegels. Die arteriovenöse Differenz von Glucose im Nabelschnurblut betrug nach unseren Untersuchungen je nach Höhe des Blutzuckers 5–10 mg, im Durchschnitt 8 mg pro 100 ml mit einer Korrelation von r = 0,953 (Abb. 3).

Benutzen wir diese Menge für die pro 100 ml Durchfluß retinierte Glucose – es versteht sich, daß der Glucosewert in der Nabelvene höher ist als in der abfließenden Nabelarterie – so läßt sich bei dem bekannten Minutenvolumen in der Umbilicalvene, gemessen von Štembera u. Mitarb. mit 80 ml/kg/min, eine Glucoseaufnahme von rund 10 g/kg/24 Std errechnen. Ein Teil davon wird sicherlich für energetische Bedürfnisse gleich verbraucht. Wenn etwa 40% zu Fett umgesetzt werden, würden rund 2 g Fett pro kg und Tag resultieren. Im Tierversuch ist es uns bislang nicht gelungen, die

Fettsyntheserate durch die Bestimmung der Fettsäure-Synthetase bei neugeborenen Tieren zu bestimmen. Die ATP-Citratlyase, ein Enzym, das ebenfalls an der Fettsynthese beteiligt ist, scheint bei Kaninchenfeten aktiver zu sein als nach der Geburt (STAVE u. WOLF, unveröffentlicht). Man kann aber auch ohne Kenntnis der Enzymaktivität mit Sicherheit sagen, daß der beträchtliche Zuwachs von Fett in den letzten Schwangerschaftswochen nicht zu erklären wäre, wenn nicht eine aktive Synthese erfolgen würde. Der Zuwachs an neugebildetem Fett beträgt beim Feten in den letzten Schwangerschaftswochen, etwa zwischen der 37. und 40. Woche, 2,5 g pro kg und Tag (Abb. 4).

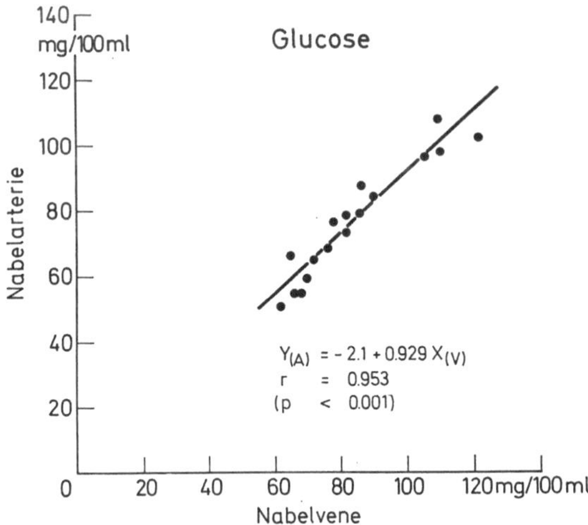

Abb. 3. Korrelation von Glucose in Nabelarterie (Ordinate) und Nabelvene (Abszisse), nach WOLF u. Mitarb.

Man erkennt aus der Abbildung, daß zwischen der 37. und 39. Woche die Fettzunahme beträchtlich ist. Man kann sich aus der Retention von Glucose jedenfalls den größten Teil des neugebildeten Fetts erklären. Ein geringer Teil wird wahrscheinlich aus diaplacentar übergetretenen Fettsäuren gebildet. Eine minimale arteriovenöse Differenz der Fettsäuren, die eine Retention anzeigen würde, konnten wir bei erhöhten Fettsäurespiegeln der Mutter nachweisen (ŠABATA u. Mitarb.).

Daß tatsächlich Fettsäuren übertreten, erkennt man allein schon an dem Vorhandensein essentieller Fettsäuren im Fettgewebe und im Blut des Neugeborenen. Der Mechanismus des Übertritts ist nicht bekannt (BERNHARD u. BODUR). Es ist bisher noch nicht geklärt, was bei den vom Fetus in den letzten Wochen gebildeten Fettdepots von der Glucose und was von den Fettsäuren herrührt.

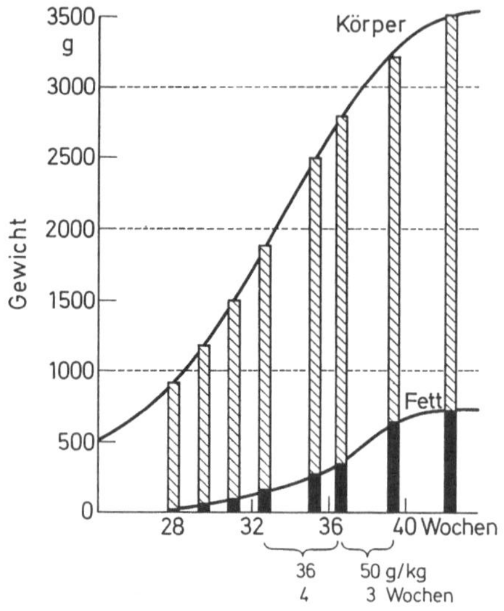

Abb. 4. Intrauterines Wachstum und Zunahme des Fettdepots, nach Wolf u. Mitarb.

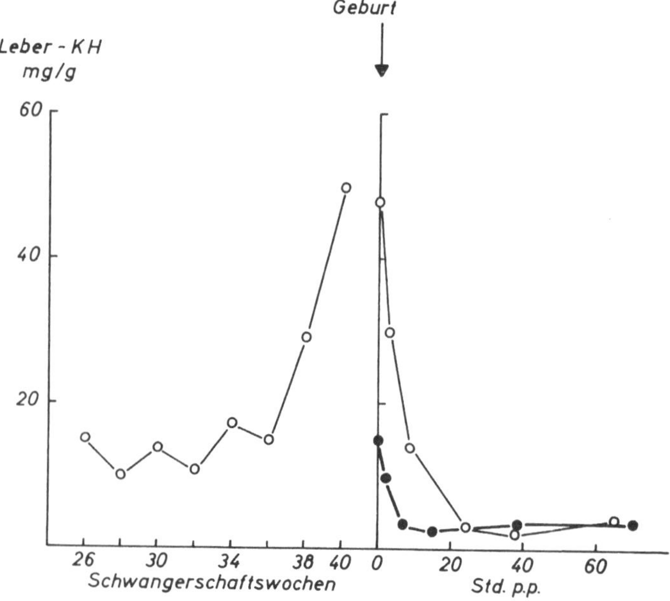

Abb. 5. Glykogenbestand in der Leber während der Fetalzeit und nach der Geburt. Offene Kreise: ausgetragene Neugeborene, ausgefüllte Kreise: hypotrophe Neugeborene, nach Shelley

Postnatal ist mit einer Umstellung der Syntheseleistung auf Katabolismus zu rechnen. Bei erhöhten Anforderungen an den Stoffwechsel für die Aufrechterhaltung der Körpertemperatur und für die Beanspruchung der Atemmuskulatur müssen die gespeicherten Energien in Anspruch genommen werden. Die Kohlenhydratreserven sind im Vergleich zu den Fettreserven sehr gering. Es wundert daher nicht, daß bereits nach wenigen Stunden das Glykogen der Leber verbraucht ist (Abb. 5). Auch in anderen

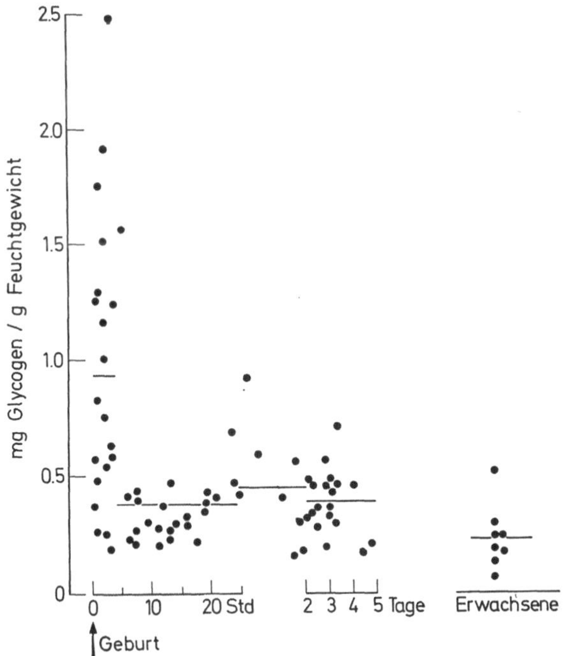

Abb. 6. Glykogen im Fettgewebe des Neugeborenen aus dem Gesäß, nach NOVÁK u. MONKUS

Organen ist der Glykogengehalt schon nach kurzer Zeit stark reduziert. NOVÁK u. MONKUS konnten im Fettgewebe eine rasche Abnahme des Glykogengehalts feststellen (Abb. 6).

Die Neugeborenenfettzelle ist durch zweierlei Momente charakterisiert:

1. hohe Mitochondriendichte (Abb. 7).

Damit ähnelt die Fettzelle des menschlichen Neugeborenen, entnommen am Gesäß, dem braunen Fettgewebe von kälteadaptierten Tieren, von neugeborenen Kaninchen und von Winterschläfern. Dieses braune Fettgewebe ist sehr stark durchblutet, es enthält kleinere und mitochondrienreichere Fettzellen als das weiße Fettgewebe. Die oxydative Leistung dieses Fettgewebes ist viel höher als die des weißen Fettgewebes.

2. Der Glykogengehalt ist beträchtlich hoch im Vergleich zu der Fettzelle des Erwachsenen, wo er minimal ist. Glykogen läßt sich elektronenmikroskopisch leicht als kleine Granula um das endoplasmatische Reticulum nachweisen.

Für die Deckung des hohen Energiebedarfs in der Neugeborenenzeit, die durch die Ernährung noch nicht befriedigt werden kann, muß auf die Fettreserven zurückgegriffen werden. Eine rasch einsetzende Lipolyse, so

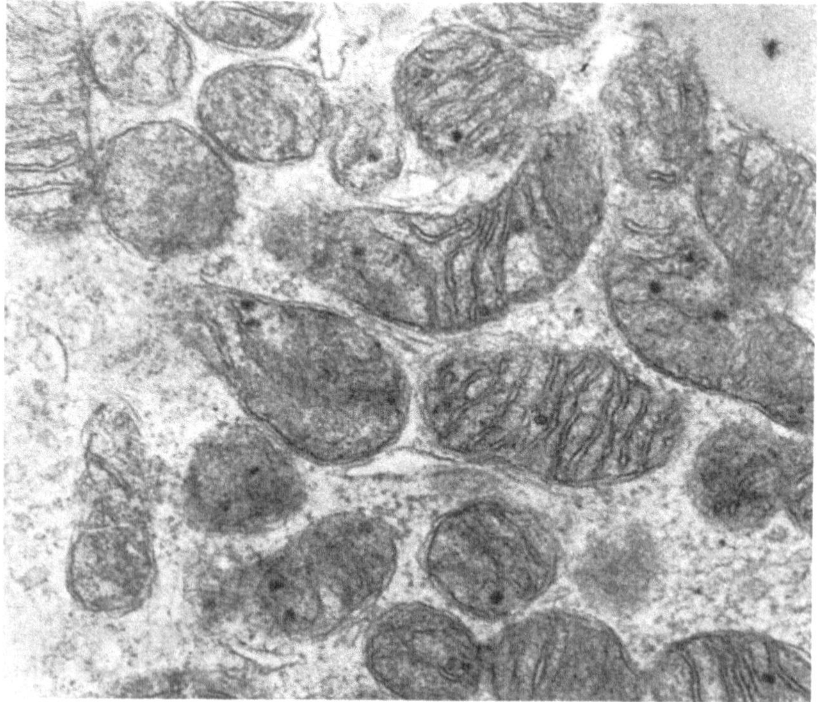

Abb. 7. Mitochondrien in Fettgewebe menschlicher Neugeborener, elektronenmikroskopische Aufnahme von NOVÁK u. Mitarb. (1971)

scheint es, ist die Initialzündung für die perinatale Energieproduktion. Tatsächlich kommt es gleich nach der Geburt zum Anstieg der freien Fettsäuren im Blut. Auch Glycerin als zweite Komponente der Triglyceride steigt rasch im Blut an, anfangs sogar etwas schneller als die Fettsäuren. Das alles ist schon seit vielen Jahren bekannt.

VAN DUYNE u. HAVEL waren die ersten, die diese Befunde beim neugeborenen Schaf erheben konnten. Inzwischen sind sie für den Menschen und für das Kaninchen bestätigt worden. Auf diese Weise werden freie Fettsäuren und Glycerin zu den Organen transportiert, wo diese Substanzen als

Energiequelle benötigt werden. Es ist interessant, daß die Verwertung von Fettsäuren durch die Herzmuskulatur z. B. beim Neugeborenen noch geringer ist als später im Leben (WITTELS u. BRESSLER).

Andererseits war es für uns überraschend, beim Kaninchen feststellen zu können, daß die oxydative Kapazität des Gehirns verglichen mit derjenigen für Kohlenhydrate beim neugeborenen relativ größer als beim erwachsenen Tier ist (STAVE u. WOLF, 1970). Das Enzym Hydroxyacyl-CoA-Dehydrogenase, ein Schlüsselenzym für die Oxydation der Fettsäuren, hat beim Neugeborenen etwa $^1/_4$ der Aktivität des Schlüsselenzyms für den Kohlenhydratstoffwechsel, der Phosphofruktokinase. Im Erwachsenengehirn beträgt die Relation von HAD zu PFK 1:10, woraus zu folgern ist, daß dort, wie be-

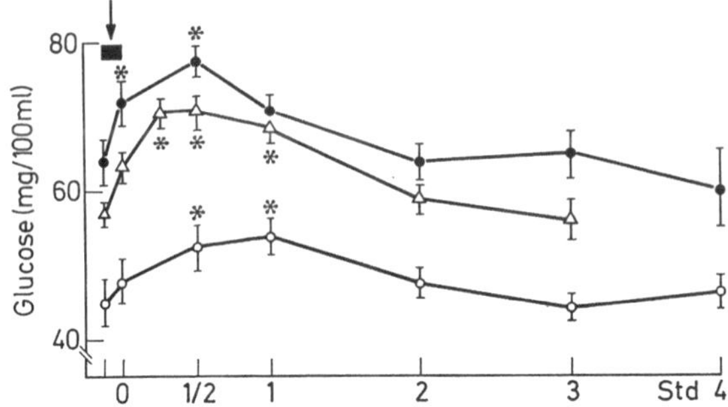

Abb. 8. Glucoseanstieg im Blute von Neugeborenen nach Infusion von 0,1 g Glycerin/kg KG. Offene Kreise: 1 Tag alte Neugeborene, Dreiecke: 7 Tage alte Neugeborene, ausgefüllte Kreise: 4 Wochen alte Säuglinge. Pfeil: Glycerininfusion

kannt, die Glucoseoxydation stark überwiegt. Von einer Fettsäurenoxydation im Erwachsenengehirn kann also kaum gesprochen werden. Mit Sicherheit kann jedoch das Neugeborenengehirn Fettsäuren verwerten.

Eine Verwertung von Glycerin und Ketonkörpern war schon länger bekannt. Aber nicht nur freie Fettsäuren und Glycerin erscheinen vermehrt im Blut, auch die Triglyceride steigen an. Nun kommen diese bestimmt nicht aus den Fettzellen wie die freien Fettsäuren und das Glycerin, sondern müssen wohl in der Leber aus den Fettsäuren, die die Leber passieren, synthetisiert werden. Glycerin wird zu Glucose umgewandelt. Das konnten wir eindeutig auch beim menschlichen Neugeborenen nach Glycerin-Infusionen zeigen. Nach Glycerin in einer Menge von 0,1 g innerhalb von 5 min steigt der Glucosespiegel signifikant an (Abb. 8).

Mit einem Glucoseumwandlungsprodukt, dem α-Glycerophosphat, vermag der Organismus die Fettsäuren wieder zu Triglyceriden zurückzuverwandeln. Diese Resynthese erfolgt in der Leber. Beim neugeborenen

Kaninchen war gleichfalls ein Anstieg der Triglyceride festzustellen, jedoch nur, wenn diese Tiere in einer warmen Umgebung, die etwa die Verhältnisse im Nest simuliert, gehalten wurden. Bei Tieren jedoch, die wir gleich nach der Geburt in eine kühle Umgebung von 22° brachten, kam kein Anstieg der Triglyceride zustande. Auch die Fettsäuren stiegen nicht an, hingegen sehr stark das Glycerin. Die Befunde bestätigen die Beobachtungen bei menschlichen Frühgeborenen und hypotrophen Kindern, die unterkühlt zur Aufnahme kamen. Hier waren die Fettsäuren niedrig und Glycerin hoch (Wolf u. Stave). Wie soll man sich das erklären? Offenbar bleiben im unterkühlten Zustand die Fettsäuren im Fettgewebe, während bei normothermen Tieren und menschlichen Neugeborenen mehr Fettsäuren aus dem Fettgewebe ins Blut abwandern. Der erhöhte Blutspiegel von Glycerin, das im peripheren Fettgewebe nicht oder nur gering verwertet werden kann, deutet an, daß die Lipolyse hoch sein muß. Andererseits sind aber die Fettsäuren im Plasma sehr niedrig. Also findet eine Reesterifizierung von Triglyceriden an Ort und Stelle im Fettgewebe statt. Das ist ein exothermer, d. h. wärmeerzeugender Prozeß, der α-Glycerophosphat verbraucht. α-Glycerophosphat kann nur aus Glucose entstehen, diese wiederum teilweise aus Glykogen. So findet sich eine Erklärung für den Glucoseabfall im Blut gleich nach der Geburt und für den bei der Geburt vorhandenen relativ hohen Glykogenanteil in den Fettzellen.

Unsere Untersuchungen in Fettgewebsproben menschlicher Neugeborener, die wir mit Biopsienadeln entnehmen konnten, lieferten uns weitere Beweise dafür, daß neben der Lipolyse noch eine sehr intensive Glykogenolyse stattfindet. Die Phosphorylase, ein Glykogen abbauendes Enzym, ist im Fettgewebe sehr aktiv. Der Glykogengehalt fällt innerhalb weniger Stunden ab. Gleichzeitig nimmt auch die Phosphorylaseaktivität ab. Interessant waren die Zusammenhänge mit der Geburtsdauer. Lang andauernde Geburt bedingt eine stärkere Glykogenabnahme als eine kurz dauernde Geburt. Andererseits steigt die Aktivität der Phosphorylase mit der Geburtsdauer an. Sowohl Lipolyse als auch Glykogenolyse sind bekanntlich hormonabhängig. Adrenalin und Noradrenalin stimulieren beide enzymatische Reaktionen auf dem Wege über das cyclische Adenosinmonophosphat. Es gelang uns, erstmals im Fettgewebe menschlicher Neugeborener dasjenige Enzym zu bestimmen, das cyclisches Adenosinmonophosphat aus Adenosintriphosphat bildet, die Adenylcyclase. Die Aktivität dieses Enzyms war auch hier wiederum zur Geburtsdauer streng korreliert. Es erfolgte ein Anstieg der Aktivität mit der Länge der Geburt (Novák u. Mitarb., in Vorbereitung). Die hormonunabhängigen oxydativen Enzyme, allen voran das Schlüsselenzym Hydroxyacyl-CoA-Dehydrogenase, steigen beim menschlichen Neugeborenen erst nach der Geburt in ihren Aktivitäten stärker an (Novák u. Mitarb., 1972). Damit ist ein Unterschied zum braunen Fettgewebe des neugeborenen Kaninchens festzustellen, wo die höchste Aktivität der Hydroxyacyl-CoA-Dehydrogenase bei der Geburt vorhanden ist. Die Aktivität dieses Enzyms war in der Neugeborenenzeit 10mal so hoch wie beim erwachsenen Tier. Sie steigt unmittelbar vor der Geburt von niedrigen Werten aus an und erreicht ihr Maximum am ersten Lebenstag. Schon am dritten Tag ist die Aktivität wieder etwas niedriger. In der Leber ist die Fettsäurenoxydation während des ganzen Lebens annähernd gleich. Die Phosphofruktokinase im Fettgewebe, das die Glykolyse limitierende En-

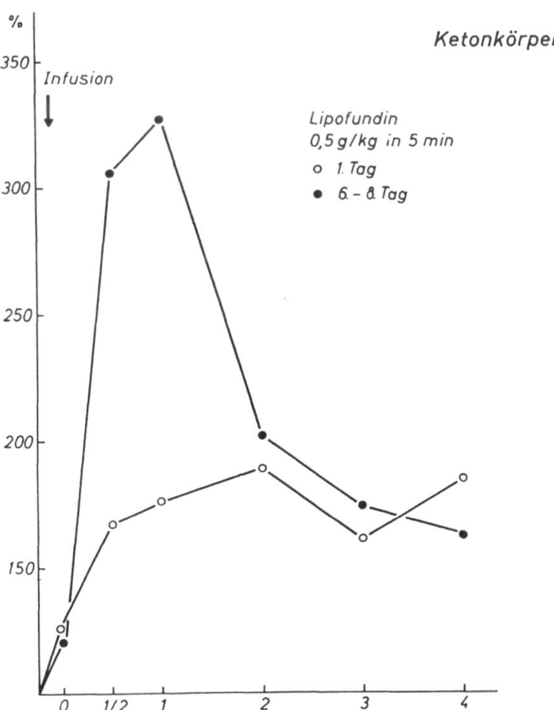

Abb. 9. Anstieg der Ketonkörper nach Infusion von 0,5 g/kg Lipofundin. Ausgangswert vor der Infusion = 100 %, Anstieg in %, nach Otten

zym, ist anfangs niedrig (Stave u. Wolf, 1971). Somit herrscht die Fettsäurenoxydation gegenüber der Glucoseverwertung im Fettgewebe vor. Beim menschlichen Neugeborenen, bei dem die Aktivität der Hydroxyacyl-CoA-Dehydrogenase erst allmählich zunimmt, erfolgt die Fettsäurenoxydation etwas später, was auch an der Ketonkörperproduktion zu erkennen ist.

Die β-Oxydation der Fettsäuren haben wir bei Frühgeborenen und Neugeborenen an der Bildung der Ketonkörper studiert. Die Ketonkörper entstehen bei einem Überschuß von Acetyl-CoA, der bei einer vermehrten

Oxydation zustandekommt. Eine solche Ketonkörperbildung aus freien Fettsäuren ist in der Leber menschlicher Feten bereits zwischen der 8. und 17. Schwangerschaftswoche nachweisbar, Sie nimmt aber offenbar nach der Geburt erst stärker zu. Am 2.–3. Lebenstag ist der Höhepunkt der Ketonkörperproduktion. Gleichzeitig ist der Tiefpunkt des respiratorischen Quotienten zu verzeichnen (Melichar u. Mitarb.).

Um einmal darzustellen, daß diese Ketonkörperproduktion im Zusammenhang mit dem Fettabbau steht, führten wir Frühgeborenen am 1. und 6.–8. Lebenstag parenteral Fett zu. Wir benutzten u. a. Baumwollsaatöl (Lipofundin). Nach Gabe von 0,5 g/kg KG, in 5 min gegeben, fand sich tatsächlich sofort im Blut ein signifikanter Anstieg der Ketonkörper. Am 1. Lebenstag wurden allerdings nicht so hohe Gipfel im Blut erreicht wie am 6.–8. Lebenstag. Andererseits beobachteten wir, daß am 1. Lebenstag der Spiegel langsamer abnahm als am 6.–8. Lebenstag. Das heißt zunächst: In den ersten Lebenstagen entsteht durch vermehrte Lipolyse eine Ketonämie (Abb. 9).

Aufgrund der Blutwerte von gleichzeitig bestimmtem Glycerin und Triglyceriden ergibt sich weiterhin: In den ersten Stunden bis Tagen läuft die Lipolyse und die Fettsäurenutilisation noch verzögert ab, doch schon im Alter von 1 Woche erfolgt eine relativ schnelle Lipolyse. Die Ketonämie wird ebenfalls nach 1 Woche rascher ausgeglichen.

Bei älteren Säuglingen, die an einer Dyspepsie verschiedener Genese erkrankt waren, konnten wir ebenfalls eine gute Utilisation des parenteral zugeführten Fettes aufzeigen. Nebenbei sei hier bemerkt, daß die Verträglichkeit der intravenös verabfolgten Emulsionen gut war. Nur bei 3 von 100 Kindern beobachteten wir einen Temperaturanstieg bis zu 39° C kurz nach der Infusion. Die Ursache war in einem geringen Anteil an freien Fettsäuren in der Emulsion zu suchen, wie wir nachträglich klären konnten. Bei einer kleinen Anzahl von Kindern wurden vor und eine Woche nach der Fettgabe die Transaminasen bestimmt. Die Werte lagen jeweils im Normbereich (Otten).

Neben den perinatalen Vorgängen im Fettstoffwechsel ist für den späteren Lebensabschnitt die Zuführung der notwendigen Fette durch die Nahrung von Interesse.

Die in der Nahrung enthaltenen Fette bestehen im wesentlichen aus Triglyceriden. Für eine Aufnahme durch die Darmschleimhaut ist eine enzymatische Spaltung notwendig. Die entsprechenden Enzyme sind die Lipasen. Die sog. Magenlipase findet sich bereits bei 7–8 Monate alten Feten im Magen. Die im Pankreas gebildete Lipase ist bereits bei 4 Monate alten Feten nachweisbar, bei 7–8 Monate alten Feten zeigt sich ein deutlicher Anstieg ihrer Aktivität. Unspezifische Esterasen, die ebenfalls die Hydrolyse der Triglyceride bewirken können, sind bereits ab der 8.–9. Schwangerschaftswoche im Bereich des Dünndarms vorhanden.

Die Magenlipase spaltet zunächst geringe Mengen des Fettes in freie Fettsäuren sowie Di- und Monoglyceride. Im Dünndarm bewirken diese Glyceride neben den Gallensäuren die Emulsion des Nahrungsfettes zu kleinsten Tröpfchen. So kann die weitere Hydrolyse durch die Pankreaslipase erfolgen. Es werden im wesentlichen nur die äußeren, d. h. die in 1- und 3-Stellung befindlichen Fettsäuren abgespalten. Bei den Pflanzenfetten enthalten die verbliebenen 2-veresterten Monoglyceride zu 80% ungesättigte Fettsäuren, die leicht resorbiert werden. Bei Kuhmilchfett stehen die gesättigten Fettsäuren am Glycerin in 1- bzw. 3-Stellung, was ihre schlechtere Resorption bedingt. Bei Frauenmilchfett ist Palmitinsäure vor-

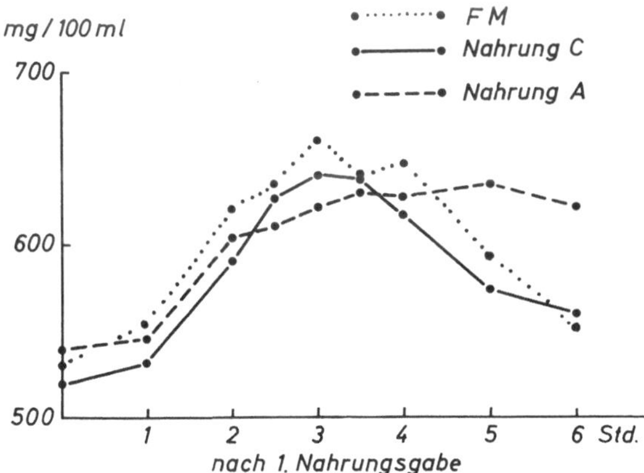

Abb. 10. Postprandiale Lipämie nach Frauenmilch, einer molkenadaptierten Nahrung (Nahrung C) und nach einer kaseinreichen Milch (Nahrung A). Menge und Art des Triglycerids ist in den Nahrungen A und C identisch (Maizola-Keimöl), nach SCHARF

wiegend in 2-Stellung an Glycerin gebunden und wird als Monoglycerid leichter resorbiert als in Form der freien Fettsäure wie bei Kuhmilchfettverdauung (GYÖRGY). Die Aufnahme der so aufgeschlossenen Fette in die Mucosazelle des Darmes erfolgt teilweise durch Pinocytose. Die Mikrovilli umschließen die Fetttröpfchen und schließen sie somit in die Zelle ein. Intracellulär entstehen die Chylomikronen. Wahrscheinlich ist mit diesem Aufnahme- und Durchwanderungsvorgang eine Umesterung der Nahrungsglyceride in eine für den Körper effektivere Form verbunden. In Blut und Lymphe findet sich kein nennenswerter Anstieg von freien Fettsäuren im Vergleich zu den eingeschwemmten Chylomikronen, und diese dienen dem Transport von Triglyceriden. Die Abgabe von Chylomikronen durch die Basalmembran der Mucosazelle in die Lymphbahn ist ungeklärt (SCHREIER, 1967)

Bei reifen Kindern erreicht der Blutlipidspiegel nach 3 Std sein Maximum (Abb. 10). Diese postprandiale Hyperlipämie beruht im wesentlichen auf einer Vermehrung der Triglyceride. Je nach Art der Nahrung werden unterschiedlich hohe Werte registriert. Das hat 2 Gründe:

1. Die in der Nahrung enthaltene Fettmenge:

Frauenmilch enthält im Mittel 3,5 g%, in Ausnahmefällen sogar bis 4,1 g% Fett, eine $^2/_3$Milch auf Kuhmilch-Bsais dagegen nur etwa 2%. Ein 3 kg schwerer Säugling erhält so beim Stillen täglich etwa 20–25 g Fett. Ein entsprechendes Kind dagegen, das mit einer $^2/_3$Milch ernährt wird, nur täglich 6–9 g Fett. Das bedeutet, daß ein Brustkind seinen Energiebedarf zu mehr als 50%, ein mit $^2/_3$Kuhmilch ernährtes nur zu 25% aus dem Nahrungsfett decken kann. Natürlich ist es nicht möglich, die Resorption durch einen Überschuß an angebotenem Fett ins Unermeßliche zu steigern.

2. Die Fettzusammensetzung:

In der Kuhmilch besteht ein hoher Anteil des Fetts aus niedermolekularen Fettsäuren, sogenannten flüchtigen Fettsäuren, in der Frauenmilch sind sie nur in Spuren vorhanden. Statt dessen haben die hochungesättigten, essentiellen Fettsäuren, speziell Linolsäure, einen hohen Anteil in der Frauenmilch. Ihr Gehalt in der Kuhmilch ist geringer. Durch die unterschiedliche Sommer- und Winterfütterung ist die Zusammensetzung erheblichen Schwankungen unterworfen. Anders ausgedrückt: In 100 g Frauenmilch sind 0,3–0,45 g hochungesättigte Fettsäuren enthalten. Das sind 3–4% der Kalorien. In einer $^2/_3$Kuhmilch sind es 0,065–0,075 g, entsprechend etwa 1% der Kalorien.

Aus Bilanzuntersuchungen bei 3–9 Tage alten reifen Neugeborenen geht hervor, daß Stearinsäure zu 75%, Palmitinsäure zu 83% und Öl- und Linolsäure zu 85% resorbiert werden. Aus diesen Zahlen ist ersichtlich, daß es bei einem Überwiegen der ungesättigten Fette zu einer besseren Nahrungsausnutzung kommt. Diese Resorptionsquoten wurden erreicht bei Fütterung eines Fettgemisches, d. h. es wurden nicht die einzelnen Fettsäuren gegeben, sondern ein natürliches Fett, bestehend aus Mono-, Di- und Triglyceriden. Wurden die Fettsäuren jeweils einzeln verabreicht, wiesen sie eine wesentlich schlechtere Resorption auf. Das ist ein Hinweis mehr, daß die Mucosazelle eher Glyceride aufnimmt und weniger freie Fettsäuren (Luther u. Schreier).

Bilanzstudien sind von vielen Untersuchern angestellt worden, alle geben geringere Quoten an resorbiertem Fett für Frühgeborene und junge Neugeborene an (Karte u. Wolf).

Die mittelkettigen Triglyceride werden sogar zu 90% aufgenommen. Im Normalfall sind sie dennoch von untergeordneter Bedeutung wegen ihres geringen kalorischen Nutzeffektes. Kommt es jedoch aus mancherlei Gründen zu einer Störung der Hydrolyse im Darm bzw. des Abtransportes über die Lymphe, werden sie zu den Hauptträgern der Fetternährung. Sie werden nämlich ohne vorherige hydrolytische Spaltung von der Mucosazelle aufgenommen und direkt über den Portalkreislauf der Leber zugeführt.

So kennen wir z. B. den Fall eines Kindes mit einem Chylothorax. Nach Punktion der Pleurahöhle, dem Ablassen der Lymphe, konnte ein Nachfließen durch die Ernährung mit mittelkettigen Fetten verhindert werden.

Für die Mithilfe beim experimentellen Teil der Arbeit danken wir Fräulein SUSANNE LAUSMANN.

Zusammenfassung

In den vorstehenden Ausführungen wurde versucht, einige Merkmale des frühkindlichen Fettstoffwechsels darzulegen. Es wurde berichtet von der Bedeutung des Fettes als Energiedepot des Feten. Das Entstehen der fetalen Fettreserven besonders in den letzten 4 Schwangerschaftswochen wurde skizziert. Anhand von Enzymaktivitäten und Stoffwechselmetaboliten wurde erläutert, wie das Neugeborene seinen Energiehaushalt zu decken sucht. Dabei wurde erwähnt, daß speziell Frühgeborenen mit Erfolg parenteral Fett zugeführt werden kann. Als Beitrag für die Ernährung des Neugeborenen wurde kurz auf die enterale Resorption verschiedener Fette eingegangen.

Literatur

BERNHARD, K., BODUR, H.: Über das Vorkommen essentieller Fettsäuren bei während der Trächtigkeit fettfrei ernährten Ratten und ihren Jungen. Helv. chim. Acta **29**, 1782 (1946).

GYÖRGY, P.: Biochemical aspects of human milk. Amer. J. clin. Nutr. **24**, 970 (1971).

KARTE, H., WOLF, H.: Vergleichende Ernährungsversuche und Bilanzuntersuchungen bei Frühgeborenen, Symp. über die Ernährung der Frühgeborenen, Bad Schachen, Mai 1964, S. 91–98. Basel-New York: Karger-Verlag 1965.

LÖHR, H., LAUSMANN, S., MELICHAR, V., WOLF, H.: Glucose, Fettsäuren und Glycerin im Blut verschiedener Neugeborenengruppen nach intravenösen Glucose- und Glycerininfusionen. In: JOPPICH, G., WOLF, H. (Ed.): Stoffwechsel des Neugeborenen, S. 230–249. Stuttgart: Hippokrates-Verlag 1970.

LUTHER, G., SCHREIER, K.: Untersuchungen über die Resorption verschiedener Fettsäuren bei Säuglingen. Klin. Wschr. **41**, 189 (1963).

MELICHAR, V., DRAHOTA, Z., HAHN, P.: Changes in the blood levels of acetoacetate and ketone bodies in newborn infants. Biol. Neonat. (Basel) **8**, 348 (1965).

NOVÁK, M., MONKUS, E.: Metabolism of subcutaneous adipose tissue in the immediate postnatal period of human newborns. 1. Developmental changes in lipolysis and glycogen content. Pediat. Res. **6**, 73 (1972).

— — PARDO, V.: Human neonatal subcutaneous adipose tissue. Function and ultrastructure. Biol. Neonat. (Basel) **19**, 306 (1971).

— — WOLF, H., STAVE, U.: The metabolism of subcutaneous adipose tissue in the immediate postnatal period of human newborns. 2. Developmental changes in the metabolism of ^{14}C-(U)-D-glucose and in enzyme activities of phosphofructokinase (PFK; EC. 2.7.1.11) and β-hydroxyacyl-CoA dehydrogenase (HAD; EC. 1.1.1.35). Pediat. Res. **6**, 211 (1972).

OTTEN, A.: Ketonkörper und Glucose im Blut bei Frühgeborenen und jungen Säuglingen. Dissertation, Göttingen 1969.

POPJÁK, G.: The Origin of fetal lipids. Cold Spring Harbor Symp. Quant. Biol., **14**, 200 (1954).

ŠABATA, V., WOLF, H., LAUSMANN, S.: The rôle of free fatty acids, glycerol, ketone bodies and glucose in the energy metabolism of the mother and the fetus during delivery. Biol. Neonat. (Basel) **13**, 7 (1968).

SCHARF, I.: Untersuchungen über die postprandiale Hyperlipämie des Säuglings. Dissertation, Göttingen 1967.

SCHREIER, K.: Studien zur Entwicklungsphysiologie des Fettstoffwechsels. 3. Mitteilung: Synthese und Stoffwechsel der Fettsäuren. Z. Kinderheilk. **91**, 228 (1964).

— Fettverdauung und Fettresorption verschiedener Nahrungsfette im Kindesalter. Med. u. Ernähr. **8**, 25 (1957).

SHELLEY, H. J.: Carbohydrate reserves in the newborn infant. Brit. med. J. **I,** 273 (1964).

STAVE, U., WOLF, H.: Glycolysis versus fatty acid oxidation in perinatal tissues. Amer. Ped. Soc. and Soc. Ped. Res., Atlantic City N.J., 29. 4.–2. 5. 1970 (Abstr. S. 228).

— Enzyme studies in perinatal tissues of normal, hypothermic, hypotrophic, and hypoxic rabbits. Biol. Neonat. (Basel) **19**, 434 (1971).

ŠTEMBERA, Z. K., HODR, J., JANDA, J.: Umbilical blood flow in healthy newborn infants during the first minutes after birth. Amer. J. Obstet. Gynec. **91**, 568 (1965).

VAN DUYNE, C. M., HAVEL, R. J.: Plasma unesterified fatty acid concentration in fetal and neonatal life. Proc. Soc. exp. Biol. **102**, 599 (1959).

— — FELTS, J. M.: Placental transfer of palmitic acid-1-C^{14} in rabbits. Amer. J. Obstet. Gynec. **84**, 1062 (1962).

WITTELS, B., BRESSLER, R.: Lipid metabolism in the newborn heart. J. clin. Invest. **44**, 1639 (1965).

WOLF, H., ŠABATA, V., FRERICHS, H., MELICHAR, V.: Energy supply to the fetus under physiological conditions. In: HUNTINGFORD, P. J., HÜTER, K. A., SALING, E. (Ed.): Perinatal Medicine, 1st European Congress, Berlin, S. 174–180. Stuttgart: Georg Thieme 1969.

— STAVE, U.: Free fatty acids and glycerol in plasma and tissues of normal, hypothermic and hypotrophic newborn rabbits. Biol. Neonat. (Basel) **19**, 132 (1971).

Kohlenhydratmetabolismus

Von **G. Erdmann**

Die Kohlenhydrate nehmen quantitativ in der Ernährung der Weltbevölkerung, nicht zuletzt auch der Kinder, eine Spitzenstellung ein. Schon im Hinblick auf das Angebot der verschiedenen Kohlenhydrate zeigen Kinder altersabhängige Besonderheiten. Wenn sie als naschhaft gelten, so liegt dies nicht allein am süßen Geschmack der bevorzugten Nahrungsmittel, sondern vielmehr an dem natürlichen Bedarf der Kinder an Kohlenhydraten in Form von Gebäck, Süßspeisen und stark zuckerhaltigen Süßigkeiten.

Die *Quelle* für den Kohlenhydratbedarf des Feten bildet die *mütterliche Blutglucose*. Nach der Geburt bekommt der Säugling als natürliche Nahrung mit der Brustmilch Kohlenhydrate nahezu ausschließlich in Form der *Lactose*. Gewichtsmäßig enthält die Muttermilch 7% Kohlenhydrate gegenüber 5% Fett plus Eiweiß (kalorisch betrachtet lautet das Verhältnis allerdings 3:4). Diesem Prinzip entsprechen mehr oder weniger auch die heute modernen adaptierten Säuglingsmilchpräparate, was besonders für volladaptierte Nahrungen gilt.

Dagegen erweitert sich bei der üblichen Flaschennahrung infolge ihres Gehaltes an *Sucrose* und *verschiedenen Polysacchariden* [3] das Kohlenhydratangebot für den Säuglingsorganismus beträchtlich, ja ihm wird oft schon sehr bald nach der Geburt zugemutet, eine ganze Reihe von Kohlenhydraten außer der Lactose der Milch zu verdauen. Mit Einführung von Breikost und Übergang auf Vollkost werden *später noch andere Kohlenhydrate* angeboten, auch in Form der kaum verdaulichen *Cellulose* und *Pentosane* mit Früchten und Gemüsen. Keinerlei Verdauungsschwierigkeiten ergeben sich bei Zufuhr tierischer Stärke als *Glykogen* aus Leber und Muskelfleisch.

In Notfallsituation, unter parenteraler Ernährung, kehrt man im Interesse eines leicht verwertbaren Kohlenhydratangebotes in etwa *zu fetalen Verhältnissen zurück*, wenn beispielsweise intravenös (bei Neugeborenen gelegentlich über die Nabelvene) *glucosehaltige Lösungen* verabreicht werden. Ersatzweise sind heute auch der mittels Sorbit-Dehydrogenase zu Fructose umbaubare *Sorbit* [7, 8, 15, 23] oder fallweise der Fünfer-Zuckeralkohol *Xylit* mit besonderen Stoffwechseleigenschaften im Gebrauch [1, 2, 7, 17, 18, 20, 22, 25]. Dextranzufuhr (etwa in der Schockbehandlung) bringt aus der Stärkegruppe ein Polysaccharid (polymerisierte Glucose) zur Anwendung, dessen Abbaufähigkeit erwiesen ist. Polymerisierte Fructose dient nur ausnahmsweise bei Glucose-Galaktose-Malabsorption als Kohlenhydratquelle (aus den Knollen der Erdbirne Topinambur stammend). Daraus wird auch das zur Nierendiagnostik verwendete Inulin, im Stoffwechsel nicht angreifbar, hergestellt.

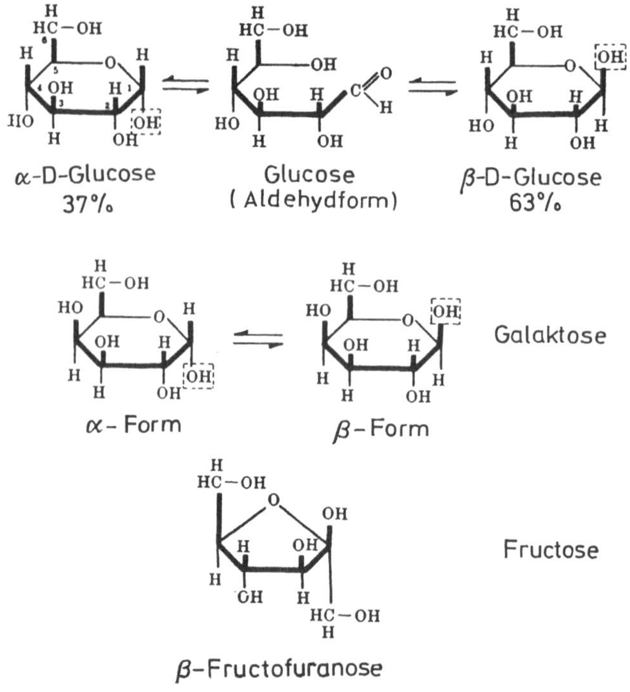

α-D-Glucose 37% ⇌ Glucose (Aldehydform) ⇌ β-D-Glucose 63%

α-Form ⇌ β-Form Galaktose

β-Fructofuranose Fructose

Abb. 1. Die drei wichtigsten Monosaccharide, perspektivisch als Pyranose oder Furanose gezeichnet (nach Haworth)

Im *Verdauungstrakt* erfolgt sodann, beginnend mit der Speichelamylase, *der enzymatische Abbau* der Polysaccharide und Disaccharide zu den Monosacchariden *Glucose*, *Galaktose* und *Fructose* (Abb. 1). Die zwei letztgenannten werden schließlich in der Leber auch zu Glucose umgebaut. Sofern nicht in reiner Form als Diätbestandteil oder zu Testzwecken zugeführt, bilden die Monosaccharide die Endprodukte der Kohlenhydratverdauung im Magen-Darmkanal [5]. Der Glucose kommt die größte Bedeutung zu.

Die *Disaccharide* Lactose, Maltose, Iso-Maltose und Sucrose werden im Bürstensaum der Dünndarmepithelzellen normalerweise absorbiert und durch die dort vorhandenen *Disaccharidasen* zu transportierbaren Monosacchariden hydrolytisch gespalten, welche ihrerseits durch die Basalmembran über die Pfortadergefäße zur Leber gelangen. Die Kenntnis dieser Stoffwechselvorgänge beruht nicht allein auf einschlägigen Tierversuchen, sondern auch auf klinischen Studien, insbesondere den Beobachtungen bei Kindern mit den verschiedenen Malabsorptions-Syndromen [28, 30, 36].

Beispielsweise kann die Lactose der Milch (jeglicher Provenienz) bei *Mangel an Lactase* – entweder infolge genetischen Enzymdefekts oder bei passagerer Störung – von den Darmzellen nicht resorbiert werden, so daß sie – in die unteren Darmabschnitte gelangt – dort teilweise osmotisch wirksam oder zu Milchsäure gespalten wird. Dadurch entstehen dyspeptische Störungen [6, 16] mit Dystrophie auf der Basis einer Lactose-Malabsorption (Abb. 2).

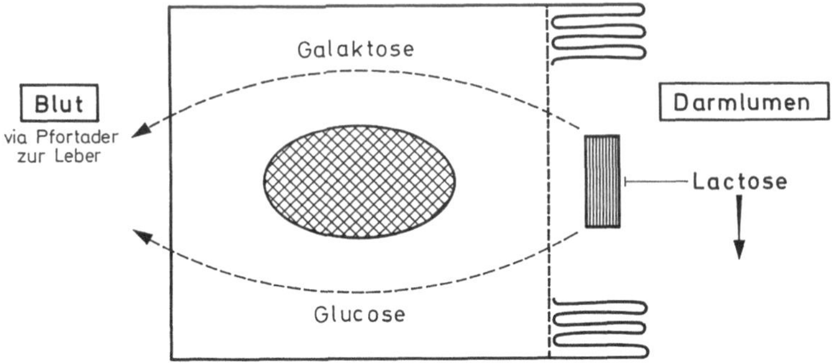

Abb. 2. Disaccharidasemangel (schematisch) am Beispiel der Lactose-Malabsorption, ---- Normaler Weg bei Lactasewirkung; ▤ Stoffwechselblock (= Lactasedefizit); ↓ Lactose verbleibt dann im Darmlumen

Im wesentlichen ist der Abbau zu Monosacchariden Voraussetzung für die *Resorption* [26]. Es handelt sich dabei nicht ausschließlich um Diffusionsvorgänge, da die Poren der Mucosa für Verbindungen mit einem Molekulargewicht über 100 praktisch impermeabel sind, vielmehr gibt es auch aktiven oder begünstigten *Transport*. Auf aktiven Prozeß weist die Blockierungsmöglichkeit durch bestimmte Hemmsubstanzen hin, ebenso die Tatsache eines selektiven Transports. *Galaktose* und *Glucose* werden *aktiv transportiert*, also energieabhängig, Fructose durch *erleichterte* Diffusion und die übrigen Zucker durch *einfache Diffusion*. Wenn die Glucoseresorptionsgeschwindigkeit mit 100 angesetzt wird und diejenige für Galaktose mit 110, dann gelten für Fructose Werte um 70, dagegen für Xylose und Mannose solche um 10, und zwar grundsätzlich entsprechend den drei soeben genannten Resorptionsmechanismen.

Die *Leber* ist die bedeutende biochemische Zentrale auch für den Kohlenhydratmetabolismus. Wie die wichtigsten Monosaccaride in den Leberzellen umgewandelt werden können, zeigt Abbildung 3. Die für die einzelnen

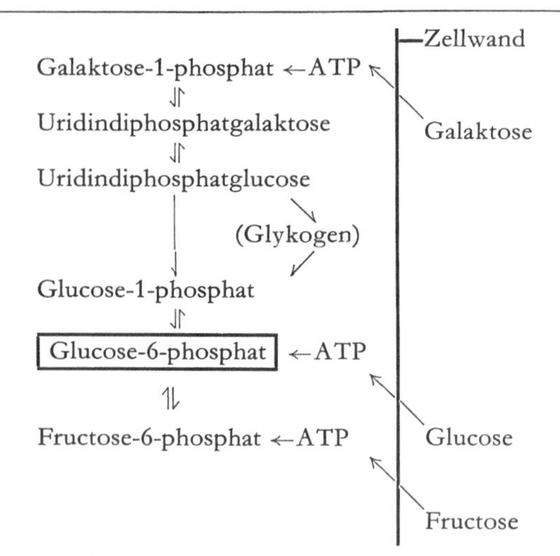

Abb. 3. Gegenseitige Umwandlungen von Monosacchariden in der Leberzelle

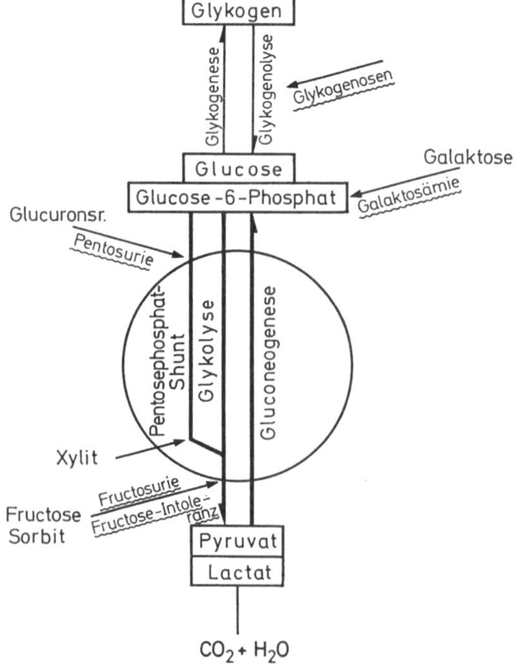

Abb. 4. Kohlenhydrat-Metabolismus; — Hauptstoffwechselwege; → Zulieferungswege (defektanfällig!); ⌇ Defekte

Monosaccharide spezifischen *Kinasen* dienen dem wichtigen Vorgang der Phosphorylierung. An zentraler Stelle steht *Glucose-6-phosphat* nach Einwirkung von Glucokinase unter ATP-Einfluß. Von dieser Verbindung gehen die 3 Hauptwege des Kohlenhydratstoffwechsels aus, welche in der Leber normalerweise entweder in Richtung Glucose führen (auch zum Glykogenaufbau) oder den Embden-Meyerhof-Weg der Glykolyse [27] (mit Oxydation zu CO_2), im Shunt auch den Pentoseweg beschreiten.

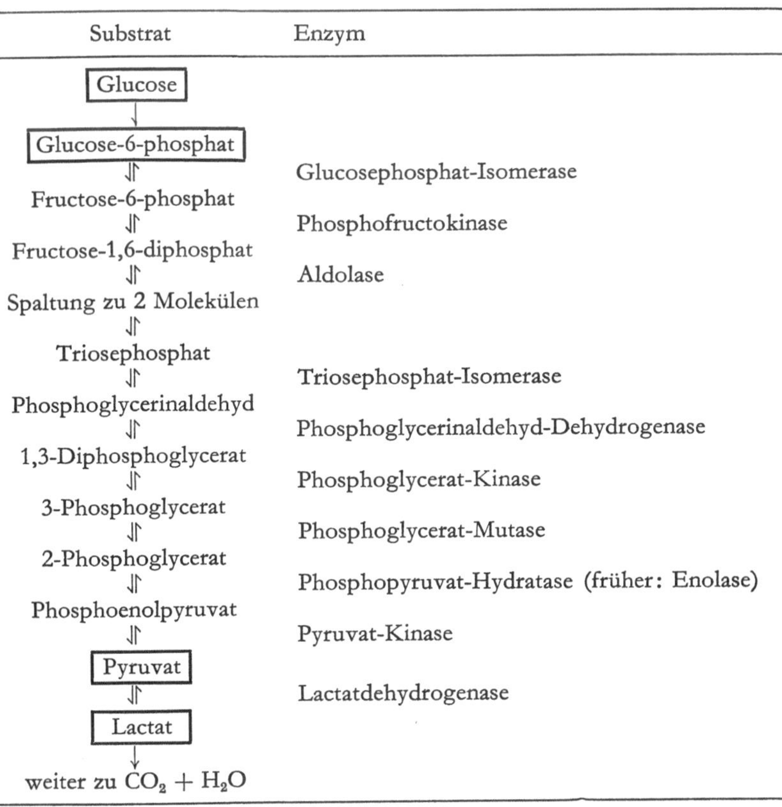

Substrat	Enzym
Glucose	
↓	
Glucose-6-phosphat	
⇅	Glucosephosphat-Isomerase
Fructose-6-phosphat	
⇅	Phosphofructokinase
Fructose-1,6-diphosphat	
⇅	Aldolase
Spaltung zu 2 Molekülen	
⇅	
Triosephosphat	
⇅	Triosephosphat-Isomerase
Phosphoglycerinaldehyd	
⇅	Phosphoglycerinaldehyd-Dehydrogenase
1,3-Diphosphoglycerat	
⇅	Phosphoglycerat-Kinase
3-Phosphoglycerat	
⇅	Phosphoglycerat-Mutase
2-Phosphoglycerat	
⇅	Phosphopyruvat-Hydratase (früher: Enolase)
Phosphoenolpyruvat	
⇅	Pyruvat-Kinase
Pyruvat	
⇅	Lactatdehydrogenase
Lactat	
↓	
weiter zu $CO_2 + H_2O$	

Abb. 5. Glykolyse bzw. Neoglucogenese

Eine schematische *Übersicht* über die grundlegenden Stoffwechselwege der Kohlenhydrate vermittelt Abbildung 4. Hervorgehoben sei, daß als *die 3 Hauptstoffwechselwege* Glykolyse, Gluconeogenese und Pentosephosphatshunt, im „inneren Kreis" des Kohlenhydratmetabolismus gelegen, gewissermaßen gesetzmäßig ablaufen; denn wir kennen *hier keine Defekte*, weil solche mit dem Leben unvereinbar wären. So verläuft die *Glykolyse* (vgl. Abb. 5) über viele Hauptstationen zu Pyruvat und Lactat, während umgekehrt die Gluconeogenese offenkundige Schwächen in der Glucosebevorratung (etwa im Hunger) stets zu überbrücken in der Lage ist. Der wichtige *Pentosephosphatweg* (vgl. Abb. 6) stellt einen bedeutenden Stoffwechsel-*Nebenschluß* dar. Auf diesem Wege können rund 30% der Glucose in der Leber abgebaut werden. Wegen der Kürze der Zeit sei nur mit einem Satz erwähnt, daß *Pentosen* als *Bestandteile von DNS und RNS* sowie der in Cytoplasma und Kernsubstanz aller Zellen gegenwärtigen Adeninphosphate (AMP, ADP, ATP) für den wachsenden Organismus größte Bedeutung haben.

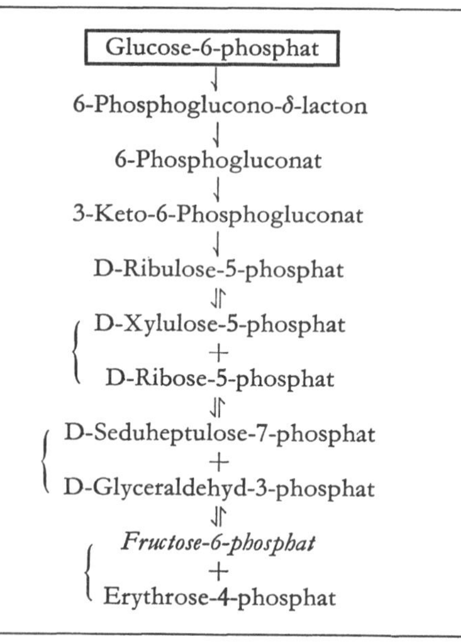

Abb. 6. Pentosephosphat-Shunt (im Detail)

Im Gegensatz zu den geschilderten 3 Hauptstoffwechselwegen sind diverse *Zulieferungswege* (vgl. Abb. 4) durch ihre *Störanfälligkeit* ausgezeichnet. Im Schema durch Wellenlinie hervorgehoben, treten bekanntlich heute auch klinisch mehr minder leicht abgrenzbare Stoffwechselkrankheiten auf. Ihren Ursprung nehmen sie von verschiedenen Substraten aus dem Kohlenhydratbereich, wobei in der Regel *angeborene Enzymdefekte* an ganz umschriebener Stelle entscheidend sind. Dies gilt in gleichem Maße für Fructose (und Sorbit), Galaktose und die Glykogenspeicherung. Solche Störungen spielen sich außerhalb des sog. „inneren Kreises" ab. Dabei können diese *gutartiger Natur* (= *benigne*) sein, wie bei der Pentosurie [34, 35] oder der Fructosurie infolge Fructokinasemangels. Zu *malignen*, nicht selten auch tödlich verlaufenden Kohlenhydratstoffwechselstörungen kommt es dagegen offensichtlich nur dann, wenn phosphorylierte Zucker sich anstauen. Die Zellwanddurchlässigkeit spielt hierbei eine Rolle. Als Beispiel sollen die Fructose-Intoleranz oder Fructosämie infolge Mangels an Fructose-1-phospataldolase oder die Galaktosämie durch Mangel an Galaktose-1-phosphat-Uridyltransferase genannt werden.

Aus der Sicht der *Notfallmedizin* sind vor allem die *Glykogenese* [32] und die im Prinzip entgegengesetzte *Glykogenolyse* wichtig; denn Glykogenbildung dient in der Leber der *Bevorratung* (bis 10% und mehr Leberglykogen),

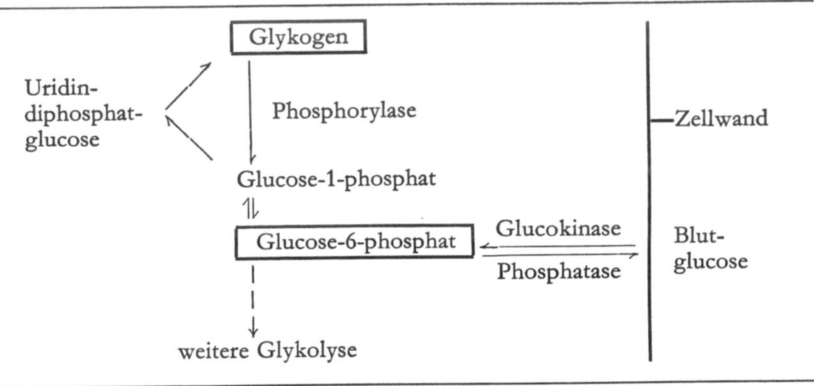

Abb. 7. Glykogenese und Glykogenolyse

damit im Bedarfsfalle rasch Glucose zur Verfügung gestellt werden kann; ohnehin hält ja die Leber fortwährend einen nahzu konstanten Blutglucosespiegel aufrecht. Die *Glykogenbildung* (Abb. 7) führt von Glucose-6-phosphat über Glucose-1-phosphat und Uridindiphosphatglucose. Das Speicherprodukt *Glykogen* kann mit Hilfe der Phosphorylase zu Glucose-1-phosphat und weiterhin zu Glucose-6-phosphat *abgebaut* werden. Die letztgenannte Verbindung wird – und zwar spezifisch in der Leber – durch Phosphatase zu Glucose und kann ins Blut gelangen, sofern dort Bedarf herrscht. Dies gilt freilich nicht für den Glykogenabbau im Muskel.

Die Phosphorylaseaktivierung, welche für diesen Prozeß Voraussetzung ist, erfolgt unter dem *hormonellen Einfluß* von Adrenalin und Glukagon (aus dem Nebennierenmark bzw. den α-Zellen der Pankreasinseln), und zwar durch Reizung des sympathischen Nervensystems, um für die gesteigerte Stoffwechselsituation bei initialer Alarmreaktion *im Streß* Glucose bereitzustellen. Diese Vorgänge sind für unsere Betrachtungen sehr wichtig. Berechnen wir das Lebergewicht (vgl. Tab. 1) eines Erwachsenen (75 kg) mit $^1/_{50}$ des Körpergewichts, dann wären bei 10% Glykogengehalt dort 150 g dieser Speichersubstanz, während ein Säugling von 3 kg (Lebergewicht $^{1}/_{20}$ des Körpergewichts) absolut nur unter gleichen Bedingungen 15 g Glykogen in der Leber hätte. Demgegenüber fällt die Glucose in der *extracellulären Flüssigkeit* des Körpers beim Erwachsenen (absolut etwa 15 g) und beim Säugling (0,7 g) kaum ins Gewicht. Nur durch lebhafte Stoffwechselvorgänge (Halbwertzeit für Glucose: 20–30 min) ist der lebenswichtige *Blutglucosespiegel* aufrecht zu erhalten. Bezüglich Hypoglykämien vgl. Zuppinger u. Rossi [37].

Zur Frage der *Gewebslokalisation* des Kohlenhydratmetabolismus wäre folgendes festzustellen. Grundsätzlich wird Glucose ubiquitär in den Körperzellen verwertet. Allerdings kommt den Gehirn- und Blutzellen inso-

Tabelle 1. Kohlenhydrat-Metabolismus (Körperbestand, energetisch)

	Lebergewicht (rel.)	abs.	Glykogen (10 %)	Kcal	Cal/d
Erwachsener (75 kg)	1/50	1,5 kg	150 g	600	3600
Säugling (NG) (3 kg)	1/20	150 g	15 g	60	360
	ecf (100 mg % Glucose)			Kcal	Cal/d
Erwachsener (75 kg)	15,0 l	15,0 g		60	3600
Säugling (NG) (3 kg)	0,7 l	0,7 g		3	360
Muskelmasse	(Erw. 40 % KG)		Glykogen	Kcal	Cal/d
Erwachsener (75 kg)	30 kg (0,5–1 % Glyko-		rd. 200 g	800	3600
Säugling (NG) (3 kg)	gen im ges. Muskel)		rd. 10 g	40	360

fern eine Sonderstellung zu, als sie *obligat* glucoseabhängig sind. Quantitativ wird beispielsweise der Hirnbedarf an Glucose bei Erwachsenen auf täglich minimal 100–140 g geschätzt, beim Kind ist er altersgemäß entsprechend hoch (andernfalls besteht bei KH-Mangel erhöhter Proteinbedarf mit gesteigerter Gluconeogenese). Skelettmuskel, Herz, Leber und Niere utilisieren dagegen Glucose *fakultativ*, sie können ersatzweise Fettsäuren verwerten.

In der *Leber* erfolgen die Umbauprozesse der Monosaccharide untereinander, speziell in Richtung Glucose. Bei *Milchgenuß* (wichtig für Säuglinge!) wird erhöhter Umbau von Galaktose (aus Lactose stammend) zu Glucose notwendig. (Im übrigen vermag nur noch die Brustdrüse [9] in größerem Umfang zwecks Lactosebildung aus Glucose Galaktose herzustellen). Auch die Verwertung von Fructose und Sorbit tätigt vorwiegend die Leber.

Anfallende Glucose (durch direkte Absorption von den Darmzellen her oder durch den Umbau aus anderen Monosacchariden in der Leber entstehend) gelangt nun entweder direkt in die Zellen, um dort *auf dem Wege der Glykolyse* mit Hilfe einer Serie von Enzymen unter Energiegewinn *zu Pyruvat* und *Lactat* abgebaut zu werden, oder wird unter Konstanthaltung des Blutglucosespiegels – wie erwähnt – zu Glykogen polymerisiert. Durch die gründliche Erforschung der *Glykogenspeicherstörungen* (= Glykogenosen) sind wichtige Erkenntnisse für den Auf- und Abbau des Glykogens gewonnen worden [11].

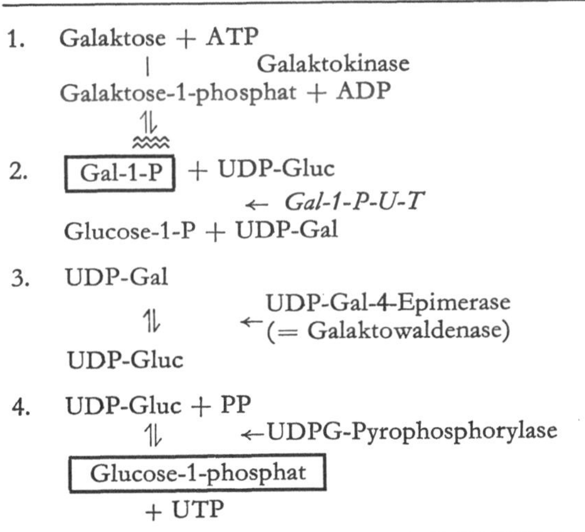

Abb. 8. Galaktosestoffwechsel (tabellarisch, nach KALOUD und SITZMANN, 1971). NB.: Bei Mangel an Uridyltransferase (= Gal-1-P-U-T) entsteht Galaktosämie mit schädlichem Galaktose-1-phosphat-Aufstau in den Zellen

Die *Differenzierung der Glykogenosen* unter Berücksichtigung des Organbefalls und der entscheidenden Enzymdefekte ist heute so weit fortgeschritten, daß klinisch zumindest 6 verschiedene Formen (die Typen I bis VI) voneinander abgegrenzt werden, teils durch Biopsie von Leber- und Muskelgewebe, teils auch durch Enzymbestimmung in den Blutzellen (KELLER-WISKOTT).

Wichtige Einblicke in den intermediären Kohlenhydratstoffwechsel verdankt die Kinderheilkunde ferner dem Studium angeborener Stoffwechselstörungen, wie am Beispiel der *Galaktosämie* [12, 13, 14, 19, 29] gezeigt werden soll. Es handelt sich um eine hereditäre Galaktoseintoleranz, klinisch charakterisiert durch Lebercirrhose, Katarakt und Oligophrenie. Diese Störung wird nur unter Milchzufuhr (durch Galactose) manifest, weil ein *Mangel an Galaktose-1-phosphat-Uridyl-Tranferase* vorliegt, wodurch eine Anhäufung von Galaktose-1-Phosphat in verschiedenen Körperzellen zustande kommt. (Über das Schema des Galaktose-Stoffwechsels unterrichtet Abb. 8.) Nach Galaktokinase (erster irreversibler Schritt) bewirkt normalerweise Uridyltransferase durch Uridylübertragung Uridyl-Phosphat-Galaktosebildung; es folgt Epimerisierung (= Galaktowaldenase), dann wird Glucose-1-phosphat gebildet, damit Glucose entstehen kann. Bei Galaktoseanfall hat besonders die Leber des Säuglings etwa alle biochemischen Prozesse rückläufig bis zur Glucose zu absolvieren, welche zuvor in der Milchdrüse (der Mutter oder der Kuh) zwecks Lactoseproduktion aus Glucose notwendig waren. Deshalb verwundert es nicht, wenn Kaloud und Sitzmann bei Neugeborenen die höchsten Aktivitäten der Galaktose-Stoffwechselenzy-

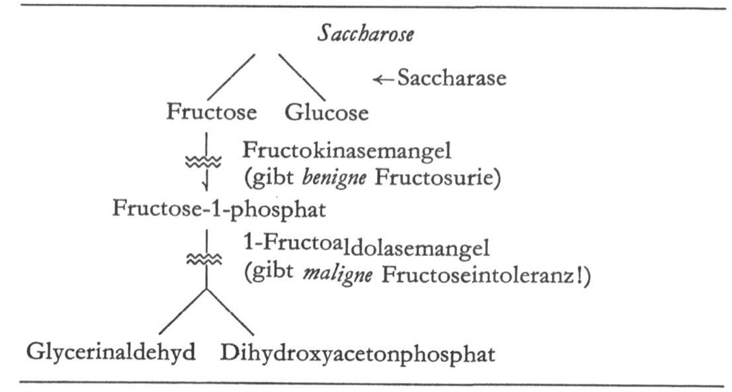

Abb. 9. Fructosurie und Fructose-Intoleranz (schematisch); ≈ Enzymdefekt

me festgestellt haben, welche bereits gegen Ende des 1. Lebensjahres auf Aktivitätswerte der älteren Kinder und der Erwachsenen abfallen. Dies gilt für Galaktokinase, Galaktose-1-phosphat-Uridyltransferase und Uridindiphosphat-Galaktose-4-Epimerase, nicht dagegen für die Uridindiphosphat-Glucose-Pyrophosphorylase. Die Befunde bei Galaktosämiepatienten weichen natürlich von diesen bei gesunden Vergleichskindern gewonnenen ab.

Ein anderes Beispiel, die von Froesch *et al.* (1957) aufgeklärte erbliche *Fructoseintoleranz*, welche sich nach Genuß fructosehaltiger Speisen manifestiert, ist eine seltene Kontraindikation gegen die Verwendung rohrzuckerhaltiger Speisen oder auch oraler oder intravenöser Fructosezufuhr. Gleiches gilt für den rasch durch Sorbitdehydrogenase sich in Fructose umwandelnden Sorbit. Dieser Kohlenhydrat-Stoffwechselstörung liegt das Fehlen der für weiteren Fructoseumsatz unbedingt notwendigen 1-Phospho-Fructaldolase in der Leber zugrunde (s. Abb. 9). Dadurch kommt es zur Anreicherung von Fructose-1-Phosphat mit der Möglichkeit von Organschäden. Im akuten Ereignis überwiegt die hochgradige Hypoglykämie [37].

Schließlich sind die verschiedenen *Melliturien* [4, 31], also krankhafte Ausscheidung von Zucker mit dem Urin, für den Kohlenhydratmetabolismus sehr aufschlußreich. Allen voran wäre der *Diabetes mellitus* im Kindesalter zu nennen, das charakteristische Beispiel für die Bedeutung des *Insulin*mangels im Kohlenhydratmetabolismus. Bekanntlich wird, um nur einen Hinweis zu geben, durch höhere Mengen Insulin aus dem Pankreas die Glucose-Transportrate in einige Zellarten vervielfacht beim Vergleich mit experimenteller Insulinmangelsituation. Auf die Symptomatik des kindlichen Diabetes mellitus kann leider hier nicht näher eingegangen werden. Es interessieren an dieser Stelle lediglich *Glucosurie* in Verbindung mit der *Hyperglykämie*, vor allem aber die ausgesprochene Tendenz der *Stoffwechselentgleisung zur Ketoacidose* mit den entsprechenden Erfordernissen an unser therapeutisches Handeln (s. TOUSSAINT). Ebenso wie im Hungerzustand oder anläßlich von Virusinfekten kommt es bei Diabetes mellitus im Kindesalter – nicht zuletzt wegen Mangels an Kohlenhydraten – zur Anreicherung von Ketonkörpern im Blut und in der interstitiellen Flüssigkeit. Bei gestörtem Kohlenhydratabbau muß die *notwendige Energie* dann aus gesteigertem Fettabbau gewonnen werden. Unter solchen Bedingungen üben die *vermehrten Ketonkörper* einen unerwünschten Einfluß auf den Wasser-Elektrolyt- und andererseits Säure-Basen-Haushalt aus. Daraus resultieren unter Umständen lebensbedrohliche *Acidose* und *Exsiccose*. In diesem Zusammenhang sei auf die bereits gegebenen Zahlen über Glucose- und Glykogenbestand in Blut und Leber verwiesen (vgl. Tab. 1). Neben der Erniedrigung des Blut-pH hat dabei die Urinausscheidung von Ketosäuren Bedeutung, die auch einen Natriumverlust nach sich zieht, so daß die Körperflüssigkeiten teilweise ihr Puffersystem verlieren. Der Wert der Infusionstherapie in solcher metabolischen Notlage unter Berücksichtigung der *antiketogenen Wirksamkeit* von Kohlenhydraten und Polyolen sei abschließend hervorgehoben (vgl. LANG, BÄSSLER *et al.*).

Zusammenfassung

Die Kohlenhydrate nehmen in der Ernährung der Weltbevölkerung, nicht zuletzt auch der Kinder eine hervorragende Stellung ein. Schon im Substratangebot ergeben sich bei Kindern altersabhängige Besonderheiten. Während der Fetus hinsichtlich der Kohlenhydrate von der *mütterlichen Blutglucose* zehrt, erhält der Säugling als adäquate Nahrung mit der Brustmilch Kohlenhydrate nahezu ausschließlich als *Lactose*. Diesem Prinzip entsprechen mehr oder weniger auch die modernen adaptierten Säuglingsmilchpräparate. Dagegen erweitert sich bei der üblichen Flaschennahrung, die meistens neben *Sucrose* auch verschiedene *Polysaccharide* enthält, das Kohlenhydratangebot beträchtlich. Die spätere Vollkost bietet – von Sondersituationen abgesehen – verschiedene Kohlenhydrate in bunter Vielfalt.

Bei *Notfällen* erhalten dagegen Säuglinge und Kinder in der Regel Infusionen mit Monosacchariden (oder Zuckeralkoholen), nur bei Dextranzufuhr ein besonderes Polysaccharid.

Enzymatische Verdauungsprozesse *im Darmlumen* dienen sodann dem Abbau der verschiedenen Kohlenhydrate zu den Monosacchariden Glucose, Fructose und Galaktose, wobei in der *Leber* die beiden letztgenannten schließlich auch zu Glucose umgebaut werden. Schrittweise Enzymeinwirkung (13 Hauptenzyme) führt zu Lactatbildung aus Glucose im Rahmen der Glykolyse. Andererseits halten sich Glykogenese und Glykogenolyse so die Waage, daß der Körperbedarf gedeckt wird und der Blutglucosespiegel fast konstant bleibt. Die Störanfälligkeit dieser biochemischen Vorgänge ist sehr mannigfaltig. So haben pädiatrische Forschungen abweichende und geblockte Stoffwechselwege in Form von Malabsorption, Intoleranz gegen Kohlenhydrate, krankhafter Glykogenspeicherung und beispielsweise Galaktosämie eingehend studiert unter Aufdeckung der angeborenen Enzymdefekte. Daraus wurden wichtige Erkenntnisse auf dem Sektor des Kohlenhydratmetabolismus gewonnen.

Weitere Abwegigkeiten krankhafter Art stellen der *Diabetes mellitus*, verschiedene Arten der *Hypoglykämie* und Melliturien dar. Hier wäre auch die *Ketoacidose* zu nennen, welche bei Diabetes und gesondert bei ketonämischer Krise auftreten kann und letztlich aus einer Störung im Bereich des Kohlenhydrat- und Fettmetabolismus resultiert.

Schließlich sind verschiedene *Hormone* an der Regelung des Kohlenhydratstoffwechsels durch Einfluß im Sinne eines Zusammenspiels oder aber eines Antagonismus am normalen Ablauf der Stoffwechselvorgänge im Kohlenhydratmetabolismus beteiligt.

Literatur

A. Übersichten

Cornblath, M., Schwartz, R.: Disorders of carbohydrate metabolism in infancy. Philadelphia-London: W. B. Saunders 1966.

Fanconi, G.: Kohlenhydratstoffwechsel. In: Opitz, H., Schmid, F., Hb. Kinderheilk., Bd. IV, S. 202. Berlin-Heidelberg-New York: Springer 1965.

Guyton, A. C.: Textbook of medical physiology. 3. ed. Philadelphia-London: W. B. Saunders 1967.

Grafe, E., Kühnau, J.: Krankheiten des Kohlenhydratstoffwechsels. Hb. Inn. Med. Bd. VII, 2, 4. Aufl. Berlin-Göttingen-Heidelberg: Springer 1955.

Hers, H. G.: Le metabolisme du fructose. Brüssel: Arscia 1957.

Hollmann, S.: Nicht-glycolytische Stoffwechselwege der Glucose. Stuttgart: Georg Thieme 1961.

Horecker, B. L., Lang, K., Takagi, Y.: Pentose and Pentitols. Berlin-Heidelberg-New York: Springer 1969.

Keller-Wiskott: Lb. Kinderheilk. 3. Aufl. Stuttgart: Georg Thieme 1969.

Lang, K.: Biochemie der Ernährung. Darmstadt: Steinkopff-Verlag 1957.

NELSON, W. E., VAUGHAN, V. C., McKAY, R. J.: Textbook of Pediatrics, 9th ed. Philadelphia-London-Toronto: W. B. Saunders 1969.

RAPOPORT, S. M.: Medizinische Biochemie, 3. Aufl. Berlin: Verlag Volk und Gesundheit 1965.

ROSENKRANZ, A.: Diabetes mellitus im Kindesalter. Stuttgart: Georg Thieme 1967.

SCHREIER, K.: Die angeborenen Stoffwechselanomalien. Stuttgart: Georg Thieme 1963.

SEGAL, A.: The clinical use of dextran solutions. New York-London: Grune and Stratton 1964.

B. Einzelarbeiten

1. BÄSSLER, K. H., PRELLWITZ, W., UNBEHAUN, V., LANG, K.: Xylitstoffwechsel beim Menschen. Klin. Wschr. **40**, 791–793 (1962).
2. — TOUSSAINT, W., STEIN, G.: Xylitverwertung bei Frühgeborenen, Säuglingen, Kindern und Erwachsenen. Klin. Wschr. **44**, 212–215 (1966).
3. BECKMANN, R.: Das zweite Kohlenhydrat in der künstlichen Säuglingsernährung. Arch. Kinderheilk. Beiheft 38, 1958.
4. COLOMBO, J. P.: Die nicht-diabetischen Melliturien. In: ROSSI, E., s.d.S. 73–92.
5. CRANE, R. K.: Intestinal absorption of sugars. Physiol. Rev. **40**, 789 (1960).
6. DURAND, P.: Lactosuria idiopatica in una patiente con diarrea cronica ed acidosi. Minerva pediat. **10**, 706 (1958).
7. ERDMANN, G.: The use of polyols in pediatrics. In: HORECKER *et al.*, S. 342 bis 347.
8. — Zur Nierenverträglichkeit parenteral verabreichter Sorbitlösungen. Klin. Wschr. **38**, 1002–1003 (1960).
9. FOLLEY, S. J.: The physiology and biochemistry of lactation. Edinburgh-London: Oliver and Boyd 1956.
10. GIBIAN, H.: Mucopolysaccharide und Mucopolysaccharidasen. Wien: Deuticke-Verlag 1959.
11. GIERKE, E. VON: Hepato-nephromegalia glycogenica (Glycogenspeicherkrankheit der Leber und Nieren). Beitr. path. Anat. **82**, 497 (1929).
12. GITZELMANN, R.: Der Galactosestoffwechsel und seine Störungen. Pädiat. Fortbildungskurse **19**, 93–102 (1967).
13. — Hereditary galactokinase deficiency, a newly recognized cause of juvenile cataracts. Pediat. Res. **1**, 14 (1967).
14. GÖPPERT, F.: Galactosurie nach Milchzuckergabe bei angeborenem familiären, chronischen Leberleiden. Berlin. Klin. Wschr. **1917**, 473.
15. HALMÁGYI, M. P. B.: Carbohydrates and polyols for energy supply of the surgical patient. In: HORECKER *et al.*, S. 356–366.
16. HOLZEL, A., SCHWARZ, V., SUTCLIFFE, K. W.: Defective lactose absorption causing malnutrition in infancy. Lancet **I**, 1126 (1959).
17. HORECKER, B. L., GIBBS, M., KLENOW, H., SMYRNIOTIS, P. Z.: The mechanism of pentose phosphate conversion to hexosemonophosphate. J. biol. Chem. **207**, 393 (1954).
18. — SMYRNIOTIS, P. Z., SEEGMILLER, J. E.: The enzymatic conversion of 6-phosphogluconate to ribulose-5-phosphate and ribose-5-phosphate. J. biol. Chem. **193**, 383 (1951).
19. KALOUD, H., SITZMANN, F. C.: Ergebnisse klinischer und biochemischer Untersuchungen bei einer Sippe mit Erkrankungen an Galactosämie. Arch. Kinderheilk., Beiheft 64, 1971.

20. KUMAGAI, M.: The clinical use of xylitol in pediatrics. In: HORECKER *et al.*, S. 348
21. LANG, K.: Xylit als Nahrungskohlenhydrat. Med. u. Ernähr. **4**, 45 (1963).
22. — Utilization of xylitol in animals and man. In: HORECKER *et al.*, S. 151.
23. — FREY, R., HALMÁGYI, M. (Hrsg.): Parenterale Ernährung. Berlin-Heidelberg-New York: Springer 1966.
24. LINDQUIST, B., MEEUWISSE, G.W.: Chronic diarrhea caused by monosaccharide malabsorption. Acta paediat. (Uppsala) **51**, 674 (1962).
25. MEHNERT, H., FÖRSTER, H., DEHMEL, K.-H.: The effect of intravenous administration of xylitol solutions in normal persons and in patients with liver diseases and diabetes mellitus. In: HORECKER et al., s.d.S. 293.
26. — STUHLFAUTH, K., MEHNERT, B., LAUSCH, R., SEITZ, W.: Vergleichende Untersuchungen zur Resorption von Glucose, Fructose und Sorbit beim Menschen. Klin. Wschr. **37**, 1138–1142 (1959).
27. MEYERHOF, O.: Über das Vorkommen des Coferments der alkoholischen Hefegärung im Muskelgewebe und seine mutmaßliche Bedeutung im Atmungsmechanismus. Hoppe-Seylers Z. physiol. Chem. **101**, 165 (1918).
28. PRADER, A., AURICCHIO, S.: Defects of intestinal disaccaride absorption. Ann. Rev. Med. **16**, 345 (1965).
29. REUSS, A. VON: Zuckerausscheidung im Säuglingsalter. Wien. med. Wschr. **58**, 799 (1908).
30. ROSSI, E. (Hrsg.): Kohlenhydratstörungen im Kindesalter. Pädiat. Fortb. Kurse Heft 19, Basel-New York: S. Karger-Verlag 1967.
31. SCHREIER, K.: Die nichtdiabetischen Melliturien. Ergebn. inn. Med. Kinderheilk. **12**, 493 (1950).
32. STETTEN, D., STETTEN, M. R.: Glycogen metabolism. Physiol. Rev. **40**, 505 (1960).
33. TEUSCHER, A.: Die Therapie der diabetischen Acidose. Ther. Umschau **20**, 261 (1963).
34. — Essential pentosuria and the glucuronate-xylulose pathway. Fed. Proc. **19**, 977 (1960).
35. TOUSTER, O.: Pentose metabolism and pentosuria. Amer. J. Med. **26**, 724 (1959).
36. TOWNLEY, R. R.: Disaccharidase deficiency in infancy and childhood. Pediatrics **38**, 127 (1966).
37. ZUPPINGER, K., ROSSI, E.: Kindliche Hypoglycämien. In: ROSSI, s. d. S. 103 bis 123.

Angeborene Stoffwechselanomalien, die das Leben des Neugeborenen bedrohen

Von **K. Schreier**

Aus der Zahl der annähernd 1000 bekannten angeborenen Störungen des Intermediärstoffwechsels sollen nur jene im folgenden kurz erörtert werden, welche sich so früh manifestieren, daß sie bereits in der Postnatalperiode eine Gefahr für die Anomalieträger darstellen.

Dies gilt aus der Gruppe der inborn errors des AS-Umsatzes besonders für:

die Ahornsirupkrankheit (Leucinose).

Die homozygoten Neugeborenen zeigen in den ersten 2–3 Tagen keine Besonderheiten. Dann verweigern sie die Nahrung bzw. erbrechen diese, sie werden immer unruhiger, und es stellen sich generalisierte Krampfanfälle ein. Bei den selbst beobachteten Kranken wurde sehr frühzeitig die Atmung unregelmäßig und es entwickelte sich eine Cyanose. Meist verschwindet der Mororeflex wieder, die Muskulatur kann alternierend hyper- oder auch hypoton sein. Häufig tritt bereits am Ende der ersten Lebenswoche der Exitus letalis in Decerebrationsstarre ein. Neben dieser fast schon „klassischen" Verlaufsform (das Leiden wurde erst 1954 von MENKES beschrieben), sind später isolierte Störungen des Valins, des Leucins sowie eine „intermittierende" Form der Störung bekannt geworden. Diese so gefährliche Erkrankung beruht auf der Inaktivität einer der Verzweigtketten-Aminosäuredecarboxylasen. Als deren Folge häufen sich im Blut Leucin, Isoleucin und Valin sowie deren Abbauprodukte an, welche den Transport anderer essentieller AS in die Körperzellen, besonders aber im Gehirn, herabsetzen, sowie durch Hemmung verschiedener Enzyme in den Umsatz anderer AS und auch der Glucose eingreifen. Ein Intermediärprodukt verleiht dem Urin einen sehr charakteristischen Geruch, welcher die Biochemiker in den Nordoststaaten der USA an Ahornsirup, den Mitteleuropäer an einen gesüßten Fleischextrakt erinnert.

Als Therapieversuch bietet sich eine Kost an, welche die drei obengenannten AS in der eben lebensnotwendigen Menge enthält. Dabei scheint besonders Leucin genau dosiert werden zu müssen. Meines Wissens ist es bis jetzt erst bei einem einzigen Anomalieträger gelungen, etwa normales Gedeihen und ausreichende Intelligenzentwicklung durch diese Diät zu erzielen. In den meisten übrigen Fällen entwickelte sich nach Monaten ein

Syndrom, bestehend aus Dermatitis, Gedeihstörung, Gewichtsverlust, welches bald zum Tode führte. Die Ursache dafür ist noch nicht sicher bekannt. Offenbar liegt eine „unidentified factor deficiency" vor.

Auch manche Störungen des *Glykokollstoffwechsels* rufen bereits in der unmittelbaren Postnatalperiode klinische Erscheinungen hervor. Dies gilt besonders für die sog. „ketotische" Form der Glycinose. Auch hier fällt bei den Befallenen, z. T. bereits am 2. Lebenstag eine Reaktions- und Bewegungsarmut auf. Dazu gesellen sich Krämpfe, eine Störung der Atmung, gefolgt von einem raschen Dahinscheiden. Der genaue pathogenetische Mechanismus (die Blockadestellung im Glycinumsatz) ist noch nicht bekannt. Wegen der raschen Synthetisierbarkeit von Glycin im menschlichen Organismus scheint eine Diättherapie nicht möglich. Bei der nichtketotischen Hyperglycinämie muß offensichtlich der Eiweißgehalt der Kost stark reduziert werden.

Andere Störungen des Glycinumsatzes führen zu Hyperoxalurie und Oxalose.

Die allbekannte Phenylketonurie, ferner der Histidasemangel, die Tyrosinose, die Homocystinurie u. ä. bedrohen das Leben der Anomalieträger in der ersten Lebenszeit nicht.

Einer gewissen Vollständigkeit halber seien hier auch die seltenen Anomalien des *Harnstoffcyclus* erwähnt. Die Anhäufung des besonders für die Gehirnzellen sehr toxischen Ammoniaks in den Körperflüssigkeiten ist der gemeinsame pathogenetische Faktor dieser Enzymopathien. Eine sinnvolle Therapie gibt es bis jetzt nicht. Argininqaben haben bei unseren Fällen mit Argininbernsteinsäure Teilsymptome des Leidens, wie Haarausfall und wohl auch die Hepatomegalie, günstig beeinflußt.

In den letzten Jahren wurden fast für jeden enzymkatalysierten Schritt der Harnstoffsynthese eine angeborene Enzymopathie aufgefunden. Am bekanntesten sind die Argininosuccinurie, von der wir 2 Anomalieträger überwachen, die Citrulinurie, die Hyperamonämie und die Ornithinämie.

Von den angeborenen *Störungen der Plasmaproteinsynthese* stellt das echte kongenitale Antikörpermangelsyndrom (Bruton), besonders wenn es mit Lymphocytopenie bzw. Granulocytopenie einhergeht, eine akute Lebensgefahr dar. Es ist noch nicht geklärt, warum die klinischen Erscheinungen bei den einzelnen Fällen trotz nachgewiesenem Fehlen fast aller mobilen Antikörper so große Unterschiede aufweisen.

Das klinische Bild ist bekanntlich durch ständig rezidivierende bakterielle Infektionen der Lunge, des Mittelohrs, des Darms usw. charakterisiert. Es ist noch wenig bekannt, daß man bei schweren Enteropathien des Darmes u. a. auch an ein (meist das Immunglobulin A betreffendes) Antikörpermangelsyndrom denken sollte. Eine quantitative Bestimmung der einzelnen IG ist die Voraussetzung für eine gezielte Therapie, welche in einer richtig dosierten Gabe der fehlenden Fraktion besteht.

Relativ neu ist das Wissen, daß auch *Acidosezustände* in der ersten Lebensphase auf angeborenen Stoffwechselanomalien beruhen können. Naturgemäß ist ein O_2-Mangel die bei weitem häufigste Ursache einer metabolischen oder auch gemischten Acidose. Bei therapieresistenten Acidosezuständen sollten jedoch folgende Störungen ausgeschlossen werden:

1. die chronische, kongenitale Milchsäureacidose
2. die Methylmalonacidämie
3. die Propionacidämie
4. das Odor of sweaty-feet-syndrom (Schweißfuß-Geruch-Krankheit).

Wir konnten zu dieser Reihe ein neues Krankheitsbild hinzufügen, welches im wesentlichen auf einer Anhäufung von *Essigsäure* beruht. Das klinische Bild aller dieser Anomalien ist sehr ähnlich. Neben einer kaum beherrschbaren Acidose kommt es bei den Überlebenden zu Minderwuchs, Osteopathie, Katarakt und häufig zu geistiger Retardation.

Für eine erfolgreiche Behandlung ist eine z. T. täglich mehrfach zu wiederholende Bestimmung des Blut-pH sowie des Basendefizits u. a. ein unbedingtes Erfordernis. In einem unserer Fälle hat sich eine kontrollierte $NaHCO_3$-Zufuhr als lebensrettend erwiesen. Die genaue Biopathogenese der chronischen Milchsäureacidose und der Essigsäureacidose ist noch nicht bekannt. Bei den anderen Anomalien handelt es sich um Störungen im Coenzym A-System.

Nicht unerwähnt darf in diesem Zusammenhang bleiben, daß es auch *renale kongenitale Acidosezustände* gibt, welche das Leben der Neugeborenen bedrohen können. Dazu gehört die familiäre Reifungsverzögerung des Transportmechanismus im distalen Tubulus, welche sich durch eine passagere Acidoseneigung bei Zufuhr von allzu eiweiß- und mineralsalzhaltigen Milchpräparaten (sog. „Hypermineralisationssyndrom") manifestiert. Eine andere Form, das sog. Lightwood-Albright-Syndrom, äußert sich für 2–3 Jahre durch Anorexie, Obstipation und Gedeihstörung mit Anstieg von K, Cl, P. Das eigentliche Albright-Syndrom reicht in das Kindes- und Erwachsenenalter hinein.

Fast stets undiagnostiziert bleibt oft für längere Zeit der *renale Diabetes insipidus*. Die meist fiebernden Neugeborenen leiden unter ihrem massiven Durst, schreien dauernd, können krampfen und lassen sich eigentlich nur durch permanente Flüssigkeitszufuhr beruhigen. Bei Nichterkennung droht den Kindern ein schwerer Gehirnschaden wohl durch Hyperosmolarie in diesem Organ. Die Behandlung wurde wesentlich durch die Entdeckung erleichtert, daß Saluretika wahrscheinlich über Veränderungen im Kaliumtransport die Harnmenge wesentlich vermindern können.

Als Ursache von *Krämpfen in der Postnatalperiode* sollte man nicht nur an eine Hypokaliämie und evtl Hypomagnesiämie (naturgemäß auch an eine Hirnblutung bzw. einen hypoxischen Schaden) denken. Recht häufig findet sich auch eine *Hypoglykämie*. Es ist inzwischen allgemein bekannt, daß der Blutzuckerspiegel nach dem Abnabeln auch beim sonst völlig stoffwechselgesunden Neugeborenen auf 30 mg% ja evtl. auch noch etwas tiefer absinken kann. Deshalb ist eine möglichst frühzeitige Glucosegabe unbedingt zu empfehlen. Weniger geläufig ist dagegen, daß es gelang, als Ursache einer längerdauernden und sehr tief abfallenden Hypoglykämie eine Art *Proteinintoleranz* zu identifizieren. Erhalten die Anomalieträger eiweißreiche Kuhmilchmischungen, kommt es zu einem massiven Abfall des Blutzuckers und zu Krämpfen. Die eigentliche gefährliche Substanz scheint das Leucin der Milchproteine zu sein, welches allein gegeben einen deutlichen Blutzuckerabfall hervorruft. Dementsprechend finden sich aber auch bei der Leucinose extrem niedrige Blutzuckerspiegel.

Es ist wahrscheinlich, daß die AS die Ausschüttung von Insulin hervorruft. Glucocorticoiddosen haben in den meisten Fällen eine erstaunliche gute Wirkung.

Neugeborenenhypoglykämien können ferner auf Störungen der Adrenalinproduktion bzw. -ausschüttung beruhen oder selten durch ein Insulinom ausgelöst werden. Sie treten außerdem bei den angeborenen Anomalien des Monosaccharidumsatzes auf. Aus dieser Gruppe sind für die Perinatalogie hauptsächlich die *Galaktosämie* und die *Fructoseintoleranz* von Bedeutung. An eine Milchzuckerunverträglichkeit muß man denken, wenn nach den ersten Gaben von Muttermilch oder anderen lactosereichen Nahrungen Erbrechen, Durchfall, Ikterus, Hepatomegalie und Katarakt auftreten. Unbehandelt führt das Leiden bei der schweren Form relativ rasch zum Tode (durch akuten Leberzellzusammenbruch). Die *Fructoseintoleranz* ist durch Hypoglykämie mit den entsprechenden Folgen (Erbrechen, Krämpfe, später Ikterus, Hepatomegalie und Gedeihstörung sowie ausgeprägter Widerwille gegen fruchtzuckerhaltige Nahrungsmittel) charakterisiert; sie tritt immer dann auf, wenn fructosehaltige Nahrungsmittel (einschl. Kochzucker) gereicht werden. Als Störsubstanzen treten Galaktose-1-Phosphat bzw. Fructose-1-Phosphat auf, die sich im Blut infolge der Inaktivität der Galaktose-1-Phosphat-Uridyltransferase bzw. der Fructaldolase anhäufen. Käufliche milchzuckerfreie, in jeder Hinsicht vollwertige Nahrungsmittel erleichtern außerordentlich die Aufzucht der Anomalieträger. Leider scheint bereits intrauterin ein Gehirnschaden gesetzt zu werden, jedenfalls erreichen die meisten Galaktosämiker nur einen IQ von etwa 75. Die an Fructoseintoleranz Leidenden müssen lediglich streng Fruchtzucker meiden, da sonst ebenfalls hypoglykämiebedingte Leistungsverminderungen des Gehirns auftreten.

Auch durch manche *Malabsorptionssyndrome* können Säuglinge schon sehr früh in Lebensgefahr geraten. Die häufigste dieser Störungen ist die *Alaktasie*, welche als echte angeborene Anomalie oder als erworbene Störung im Anschluß an eine schwere „unspezifische" Enteritis auftreten kann. Viel seltener ist eine angeborene Unverträglichkeit von *Saccharose*. Am schwierigsten zu behandeln ist die Glucose-Galaktose-Malabsorption. Alle diese aufgezählten Enzymmangelzustände bzw. Transportstörungen äußern sich durch massive Diarrhöen mit mehr oder weniger sauren Stühlen, ausgeprägtem Wasser- und Mineralverlust und Kreislaufbelastung. Durch gezielte Anamnese gilt es, möglichst rasch den Nahrungsfaktor zu eruieren, welcher im Darm verbleibt und von den Bakterien zu Säuren vergoren wird. Die Gestaltung einer Diät für die ersten beiden Anomalien ist einfach. Es ist aber außerordentlich schwierig, Säuglinge und Kleinkinder völlig glucose- und galaktosefrei zu ernähren, (dies erfordert natürlich auch das Weglassen von Stärke u. ä. aus der Nahrung). Die Anomalieträger einer Glucose-Galaktose-Intoleranz vertragen ausschließlich Fructose und das Polyfructosan-Inulin, aus denen eine Dauernahrung gestaltet werden muß.

Eine außerordentlich gefährliche Malabsorptionsform ist das sog. *Alkaliverlustsyndrom*. Hier liegt offensichtlich eine Transportstörung von Chlorid vor, woraus wohl sekundär ein Hyperaldosteronismus mit entsprechenden Veränderungen des Kaliumspiegels resultiert.

Abschließend sei noch darauf hingewiesen, daß zahlreiche Strukturanomalien des Hämoglobins und eine ganze Reihe von Enzymopathien der Erythrocyten zu einem Ikterus praecox mit Hyperbilirubinämien über 20 mg% führen können. Während in manchen Teilen Afrikas und Südostasiens die Hämoglobinopathien zu den häufigsten Stoffwechselanomalien gehören, spielen bei uns lediglich die Sphaerocytose und wesentlich seltener der Pyruvatkinasemangel eine gewisse Rolle.

B. Stoffwechselorientierte Therapie im Säuglings- und Kindesalter

Die Bilanzierung des Flüssigkeitshaushaltes im Säuglings- und Kindesalter

Von **H. Ewerbeck**

Bei der Therapie lebensbedrohlicher Zustände bei Neugeborenen, Säuglingen und Kleinkindern spielt leider die Flüssigkeits- und Elektrolytzufuhr eine entscheidende Rolle. Das ist für viele ärgerlich, weil gerechnet werden muß, und je kleiner das Kind, um so sorgfältiger. Die bekannten Gründe, wie hoher Grundumsatz, 3–4mal so rascher Flüssigkeitsaustausch, relativ große Körperoberfläche, führen dazu, daß im Säuglingsalter 5–7mal schneller Wasser- und Elektrolytdefizite auftreten (Bland), als in späteren Lebensabschnitten, während gleichzeitig Exsiccosen und Fehler bei therapeutischer Flüssigkeits- und Elektrolytzufuhr um so schlechter kompensiert werden, je jünger der Patient ist. Zusätzliche Schwierigkeiten ergeben sich bei der Berechnung wegen des Beziehungssystems. Wie bei allen Körperfunktionen hat man auch versucht, den Wasserbestand und den Flüssigkeitshaushalt auf einen leicht meßbaren Parameter zu beziehen, um ein möglichst einheitliches relatives Maß für Bestand und Bedarf in allen Altersstufen zu erhalten. Dieser Versuch erwies sich als Fehlschlag. So läuft z. B. der Bestand an Körperwasser diametral, je nachdem ob man ihn auf das Gewicht oder die Körperoberfläche bezieht (s. Tab. 1). In g% ist das Neugeborene sehr wasserreich und erreicht erst im zweiten Lebenshalbjahr die Verhältnisse des Erwachsenen, während der Wassergehalt pro m² Körperoberfläche im Säuglingsalter nur halb so groß ist wie beim Erwachsenen.

Tabelle 1. Bestand an Körperwasser und Wasserbedarf

Alter	Körperwasser g/100 g (= %) Gewicht	l/m² Oberfläche	Wasserbedarf in 24 Std l/m²	ml/kg
1–3 Tage	79	**12**	1,5	80–100
10 Tage	74		2,3	150
1 Monat	72	13	3,0	160
5 Monate	60	14	3,3	**160**
12 Monate		15	3,2	140
6 Jahre		15	2,6	100
10 Jahre		17	2,3	80
14 Jahre		18,5	1,7	60
Erwachsene		**25**	1,4	50–35

Bei beiden Parametern aber besteht keine gleichbleibende Bezugsgröße des Wasserbedarfs in 24 Std.

a) Basisbedarf

Er zeigt bei ausgeglichener Stoffwechsellage praktisch in jeder Altersstufe andere Größen (s. Tab. 1). Am einfachsten ist es, wenn man sich beim Basisbedarf wie beim Erwachsenen auf die Körperoberfläche bezieht, zumal in der Notfalltherapie das aktuelle Körpergewicht durch vorangehende Exsiccosen oft keinen adäquaten Bezugspunkt liefert. Aber auch hier ist es notwendig, sich für die verschiedenen Lebensabschnitte zumindest als Faustregel unterschiedliche Grundwerte zu merken. Eine solche Faustregel zum Basisbedarf bei ausgeglichener Stoffwechsellage zeigt Tabelle 2. Dabei handelt es sich um Optimalzahlen des täglichen Flüssigkeitsbasisbedarfs, nicht um die tägliche Minimalmenge, auf die bei der Besprechung der Flüssigkeitsbilanz bei Operationen noch eingegangen wird.

Tabelle 2. Faustregel Basiswasserbedarf

Alter	l/m^2/Tag	m^2 Körperoberfläche
1.– 3. Monat	3	0,2
4.– 6. Monat		0,3
7.–12. Monat		0,4
1.– 3. Jahr	3 –2,5	0,5
4.– 6. Jahr		0,75
7.–10. Jahr	2,5–2	1
11.–14. Jahr	2 –1,5	1,5

Der sich aus der Körperoberflächenregel ergebende und bei ausgeglichener Stoffwechsellage bestehende tägliche Wasserbedarf steigt also vom 1.–12. Lebensmonat von 600 auf 1200 ml bis zum 3. Lebensjahr auf 1,5 l und bis zum 6. Lebensjahr auf 2 l an (s. Tab. 3). Zur Überprüfung der richtigen Flüssigkeitsbilanz ist in den ersten 3 Lebensjahren die tägliche Gewichtskontrolle der sicherste Maßstab, von da an muß die Ausfuhr und Einfuhr bestimmt werden.

Für Neugeborene, Frühgeborene und untergewichtige, aber termingerecht geborene Kinder (intrauterine Dystrophie) gelten andere Zahlen. Sie befinden sich in bezug auf die Flüssigkeitsbilanz in einer besonders schwierigen Situation. Der Fet schwimmt nicht nur im Wasser, sondern er hat auch einen für unser Territorialdasein unvorstellbar hohen Wasserumsatz, wie man neuderings weiß (PLENTL, SEEDS, HUTCHINSON). Am Ende der Schwangerschaft nimmt das Kind aus der Amnionflüssigkeit täglich nicht nur rund 3,5 l auf, wovon etwa 200–500 ml in 24 Std geschluckt werden, sondern es gibt auch rund 4 l wieder in die Amnionflüssigkeit ab, so daß sich das Wasser der Amnionflüssigkeit mit Hilfe des Kindes etwa alle 3 Std erneuert. An diesem Austausch beteiligen sich übrigens auch die fetalen Lungen, deren Clearance für Inulin, Kreatinin, Phosphor und Calcium etwa $^1/_{10}$ der jeweiligen Nieren-Clearance beträgt (F. G. Smith, F. H. Adams).

Tabelle 3. Faustregel Basisflüssigkeitszufuhr

Alter	ml/Tag
1.– 3. Monat	600–750
4.– 6. Monat	1000
7.–12. Monat	1200
1.– 3. Jahr	1500
4.– 6. Monat	1700–2000
7.–10. Monat	2000–2500
11.–14. Monat	2500–2700

Tabelle 4. Verlust an Wasser und gelösten Substanzen bei Nahrungs- und Flüssigkeitskarenz[a]

	Neugeborene ml	Erwachsene ml
1) *Wasser* (ml/m²/24 Std) (Perspiratio insensibilis Urin + Stuhl)	670[b]	860
2) *gelöste Substanzen* im Urin (mosm/m²/24 Std)	100	460
Osmolalität des Urins (mosm/l)	500	1400

[a] nach E. Gautier, 1964
[b] = 40 ml/kg/24 Std

Dieser über die Placenta mögliche schnelle Flüssigkeitsaustausch wird plötzlich nach der Geburt unterbrochen, soll von den Nieren des Kindes übernommen werden, die zumindest in den ersten Tagen nach der Geburt den Urin zwar zu verdünnen vermögen, wie jeder Erwachsene (McCance), aber Elektrolyte und harnpflichtige Substanzen nur verzögert ausscheiden können, wie die Clearance-Werte für Harnstoff, Kreatinin oder Inulin ergeben (Bläker). Gewöhnt an einen reichlichen Flüssigkeitsaustausch dekompensiert deshalb das Neugeborene bei Flüssigkeits- und Nahrungskarenz sehr schnell (s. Tab. 4). Während die dabei ausgeschiedene Flüssigkeitsmenge pro m² Oberfläche nur etwa 20% unter dem Erwachsenenwert liegt, vermag die Niere des Neugeborenen mit dieser Wassermenge nur etwa $^1/_5$ der gelösten Substanzen auszuscheiden, wobei die Osmolalität des Urins nur rund $^1/_3$ der Erwachsenenwerte erreicht. Bekanntlich steigen beim Neugeborenen unter ungenügender Flüssigkeitszufuhr ja auch die Konzentration harnpflichtiger Substanzen und die osmolare Konzentration im Serum schnell bis zum „Durstfieber" an. Auch nach der Entbindung braucht also das Neugeborene in der Nachfolgesituation des intrauterinen Lebens infolge der

Tabelle 5. Urinproduktion pro Tag

Alter	ml/24 Std/kg	ml/24 Std/1,73 m²
0– 6 Monate	35	1200
$^1/_2$– 5 Jahre	25–35	950–1300
5–11 Jahre	25	1000–1200

Tabelle 6. Faustregel Basisflüssigkeitsbedarf Frühgeborene – Neugeborene

		ml/kg i.v.
Frühgeborene	< 1500 g	150
	> 1500 g	100–150
Reifgeborene		80–100
intrauterin Dystrophe		
	< 1500 g	150–200
	> 1500 g	150

Leistungsschwäche seiner Nieren noch viel Wasser, zeigt aber bei ausgeglichener Flüssigkeitsbilanz bald eine Urinproduktion, die pro m² Körperoberfläche wie auch in der späteren Kindheit bei den Werten der Erwachsenenurinproduktion liegt (s. Tab. 5).

Mit welchem Parameter man die Funktionsfähigkeit der Neugeborenenniere auch vergleicht, ob mit Körperoberfläche, Gesamtkörperwasser, Extracellulärwasser, Nierengewicht, Körpergewicht, Körpergröße oder Kalorienstoffwechsel, stets ist ihre Leistungsfähigkeit bis auf das Verdünnungsvermögen geringer als später, ja selbst Wasser wird in der ersten Lebenstagen verzögert ausgeschieden, wenn auch gerade diese Eigenschaft unter intravenöser Flüssigkeitszufuhr sehr schnell verschwindet. Unreife Frühgeborene scheinen sogar mehr Wasser, Natrium und Kalium sowie Stickstoff auszuscheiden als reifgeborene Kinder bei gleichen Bedingungen (Hansen, Smith). Als Anhaltszahlen bei der intravenösen Flüssigkeitszufuhr für den Basisbedarf dieser Altersgruppe gelten deshalb die Zahlen der Tabelle 6. Dabei ist bemerkenswert, daß Kinder mit intrauteriner Dystrophie bei der Geburt in der Regel bereits eine Exsiccose aufweisen und deshalb bei ihnen besonders aufmerksam auf eine ausreichende Flüssigkeits- (und Glucose-) Zufuhr zu achten ist.

Tabelle 7. Elektrolyt – Basisbedarf

	mval/kg/24 Std	mval/m² 24 Std
Na	3–4	35–50
K	2	30–40
Cl	2	30–40
1. Lebenstage: die Hälfte		

Bei der funktionellen Einheit, die der Wasser- und Elektrolythaushalt darstellt und bei der geringen Kompensationsfähigkeit gerade des jungen Kindes ist es selbstverständlich, außer Wasser auch die adäquaten Mengen von Elektrolyten zu infundieren (Bachmann), um auf der einen Seite die in diesem Lebensabschnitt besonders schnell drohende Wasserintoxikation und andererseits die genau so gefährliche Hyperosmolalität, insbesondere die Hypernatriämie, zu vermeiden. In der klinischen Praxis kommt es dabei vor allem auf Natrium, Kalium und Chlor an, weil sie einen entscheidenden Einfluß auf die Verteilung des Körperwassers zwischen extra- und intracellulärer Flüssigkeit besitzen, und weil insbesondere durch Natrium und Chlor die Osmolalität des Serums bestimmt wird. Der Basisbedarf an diesen Elektrolyten läßt sich leicht memorieren (s. Tab. 7). In den ersten Lebenstagen gibt man die Hälfte dieser Menge, um auf die Leistungsfähigkeit der Nieren Rücksicht zu nehmen. Unter diesen Umständen erlebt man aber auch bei Neugeborenen und sehr jungen Säuglingen keine infusionsbedingten Ödeme, weil der Niere genügend freies Wasser zur Verfügung steht, um das zu verhüten, was man früher bei Frühgeborenen, aber auch bei Neugeborenen unter geringer Flüssigkeitszufuhr als physiologisch hingenommen hat, nämlich den Anstieg der Gesamtosmolalität, insbesondere von Kalium, Natrium und Chlor neben der bereits erwähnten Konzentrationszunahme von Kreatinin, Lactat, Pyruvat und Harnstoff (Ewerbeck, Gautier, Polaček, Janovsky, Young).

b) Flüssigkeitsersatzbedarf

Neben dem Flüssigkeitsbasisbedarf bei ausgeglichener Stoffwechsellage muß die Flüssigkeitsbilanzierung auch den Zusatz- oder Ersatzbedarf berücksichtigen. Am häufigsten handelt es sich bei lebensbedrohlichen Zuständen im Säuglings- und Kleinkindesalter um Exsiccosen. Bei der Errechnung des Ersatzbedarfs ist es sinnvoll, sich nicht nach der Körperoberfläche, sondern nach dem Verlust pro kg KG zu richten. Man unterschiedet dabei zwischen leichter, mittelgradiger und schwerer Dehydrierung (s. Tab. 8). Das Ziel der Rehydrierung ist es, die Hälfte des Verlustes in jeweils 24 Std zu ersetzen, so daß der Zusatzbedarf in 24 Std die Hälfte des Körpergewichtsverlustes beträgt. Insbesondere bei schweren Exsiccosen sollte dieses Ziel keinesfalls früher angestrebt werden, will man Ödeme vermeiden, die insbesondere bei der regelmäßig bei schweren Exsiccosen anfänglich vorhandenen Gewebsacidose ohnehin die Therapie belasten.

Tabelle 8. Flüssigkeitsersatzbedarf

Verlust an Körpergewicht %kg KG	Dehydrierungsgrad	Zusatzbedarf in 24 Std %kg KG
5	leicht	2,5
10	mittel	5
20	schwer (moribund)	10

Tabelle 9. Elektrolyt-Verlust bei Exsiccose

Im Serum mval/l	Verlust[a] mval/kg
Na 130–150	Na 8–15
< 130	>20
> 150	2– 5

[a] nach L. FINBERG: Pediatr. **45**, 1029 (1970)

Von Anfang an muß bei der Exsiccosebehandlung das aktuelle Verhalten der Elektrolyte sorgfältig berücksichtigt werden. Man beginnt deshalb die Therapie mit einer elektrolytarmen „Starterlösung", etwa $^1/_3$ Ringerlösung plus $^2/_3$ 5%ige Glucose oder entsprechende Fertigpräparate, die kaliumfrei oder sehr kaliumarm sind und nicht mehr als 50 mval Natrium/l enthalten. Hat man die Natrium-, Kalium- und Chlorwerte oder zumindest die Natrium- und Kaliumwerte erfahren, wird der Ersatzbedarf berechnet. Er hat sich danach zu richten, ob es sich um eine normo-, hypo- oder hypernatriämische (hypersalämische) Exsiccose handelt. Der anzunehmende Ersatzbedarf liegt dann in der Größenordnung der Werte der Tabelle 9.

Sehr fürchten wir, insbesondere im Säuglingsalter, die hypernatriämische Exsiccose, denn sie ist klinisch schwer zu erkennen, aber eine hohe

Natriumkonzentration im Extracellulärraum geht immer mit einer intracellulären Exsiccose einher. Deshalb spricht man auch von einer inapparenten Dehydrierung. Eine Hypernatriämie verursacht schnell cerebrale Symptome mit der klinischen Fehldiagnose einer Encephalitis und kann bleibende Hirnschäden hinterlassen. Es ist deshalb sinnvoll, bei bestimmten anamnestischen Angaben oder Befunden beim Patienten (s. Tab. 10) die hypernatriämische Exsiccose zu vermuten, bevor man die Elektrolytwerte bestimmt hat und reine Glucoselösungen oder natriumarme Fertiginfusionslösungen (etwa 20 mval Natrium/l) zu infundieren, bis der Verdacht durch die Elektrolytwerte bestätigt oder zerstreut wird.

Tabelle 10. Klinische Zeichen der Hypernatriämie

Anamnese:	plötzliche Nahrungsverweigerung konzentrierte Nahrung hohes Fieber
Befund:	Hyperventilation Lethargie – Somnolenz Hyperexcitabilität Hypertonus der Muskeln Nackensteifigkeit Krampfbereitschaft/Krämpfe

Tabelle 11. Infusionsgeschwindigkeit

1. moribund:	20–30ml/kg in 15–60 min (Plasma-Expander) Rest in 24 Std
2. schwere Exsiccose:	$^1/_3$ Infusionsmenge in 3–4 Std Rest bis zur 24. Std
3. leichte Exsiccose:	Gesamtmenge in 24 Std
4. Exsiccose mit Hypernatriämie (20–25 % d. Fälle):	Gesamtmenge in 48 Std

Auch die Infusionsgeschwindigkeit hat sich nach dem Dehydrierungsgrad zu richten (s. Tab. 11). Bei sehr schweren Exsiccosen muß möglichst schnell das Kreislaufvolumen vergrößert werden. Man beginnt deshalb mit 20–30 ml/kg KG Plasma oder Plasmaexpander oder 5%iger Albuminlösung in einer Tropfgeschwindigkeit, daß die Menge in 15–60 min eingelaufen ist. Bei schweren Exsiccosen gibt man das erste Drittel der Tagesmenge in den ersten 3–4 Std, bei leichten Exsiccosen kann die Gesamtmenge gleichmäßig über 24 Std verteilt werden. Bei Hypernatriämie soll die nötige Gesamtmenge auf 48 Std verteilt werden, weil das Gehirnödem droht, wenn die dort notwendige hypoosmolale Infusion zu schnell verabfolgt wird. Wenn Fieber oder starke Untertemperaturen über längere Zeit bestehen, ist der tägliche Flüssigkeitsbedarf noch zusätzlich zu regulieren (s. Tab. 12). Beim Verlust bestimmter Körperflüssigkeiten sind noch entsprechende Korrekturen notwendig, entsprechend dem spezifischen Elektrolytgehalt (z. B. Magensaft 120 mval/l NaCl oder Darmsaft 40 mval/l Natrium und 40 mval/l Kalium).

Tabelle 12. Flüssigkeitsbedarf bei Fieber

1. $\pm$ 1° Körpertemperatur	$\pm$ 10% Bedarf
2. 37° $\pm$ 2°	nicht berechnen
3. $>$39° und $<$35°	berechnen, wenn nicht nur kurzfristig

In der Rekonvaleszenz der Dehydratation, wenn die Urinproduktion wieder in Gang kommt, gilt die erhöhte Aufmerksamkeit dem Kalium, das während der acidosebedingten Transmineralisation vermehrt verloren gegangen ist. Hier besteht kein Unterschied gegenüber dem Verhalten beim Erwachsenen, d. h. in den ersten 6 Std der Therapie kein Kaliumersatz und dann, auch bei größerem Kaliummangel (er kann 8–9 mval/kg KG betragen) keine Zufuhr, die über 3 mval/l/kg in 24 Std liegt (Kaplan, Finberg).

c) Postoperative Flüssigkeitszufuhr

Selbstverständlich sollte bis zur Operation der Wasserhaushalt ausgeglichen sein, d. h. bis zu diesem Augenblick der Basisbedarf der jeweiligen Altersstufe gedeckt und Exsiccosen beseitigt sein (Weissenbacher). Dann sollte auch beim Neugeborenen während des Eingriffs eine Dauertropfinfusion von rund 8 ml/kg KG/Std durchgeführt werden. Bennett u. Mitarb. verabfolgen dabei Ringer-Lactat-Lösung nach Hartmann mit 130 mval Natrium und 5 mval Kalium. Anschließend gaben die gleichen Autoren 100 ml/kg KG/Tag (1,5 l/m^2 plus 5 g Glucose/kg/Tag), um den Proteinabbau und den Kaliumverlust möglichst niedrig zu halten. $^1/_5$ dieser Menge war wieder 5%ige Dextrose in Ringer-Lactat-Lösung, bei komplizierten Operationen, insbesondere Darmverschlüssen, Peritonitis oder anderen abdominellen Eingriffen $^2/_5$ des Volumens als Ringer-Lactat-Lösung. Diese Angaben sind vor allem deshalb von großer Bedeutung, weil sie bei chirurgischen Patienten in sehr genauen Bilanzuntersuchungen die pädiatrischen Auffassungen über den nach Operationen im Neugeborenen- und Säuglingsalter notwendigen Flüssigkeitsmengen bestätigen. Denn bei all diesen Neugeborenen trat trotz der genannten Flüssigkeitszufuhr kein Ödem auf, aber in allen Fällen fand sich eine Tendenz zur Hyponatriämie und eine Unfähigkeit, in der postoperativen Phase das Natrium bei adäquater Flüssigkeitszufuhr zu erhalten. Es ist daraus der Schluß zu ziehen, postoperativ, insbesondere nach größeren Operationen, mehr auf eine ausreichende Natriumzufuhr zu achten. Die Angaben der Tab. 13 sind deshalb auch in bezug auf die Elektrolytwerte Minimalmengen; sie entsprechen am 2. Tag der Zufuhr eines Gemisches von $^4/_5$ 5%iger Glucoselösung und $^1/_5$ Ringerlösung oder Präparaten wie 100 ml Sterofundin SK (Braun) pro kg (dies allerdings ohne Kalium) oder Ionosteril Päd. 1 (Fresenius) oder 40 ml Tutofusin Päd. + 60 ml 5% Glucose. Regelmäßige Elektrolytbestimmungen sind neben der Gewichtskontrolle gerade postoperativ zur Bilanzierung des Flüssigkeitshaushaltes unumgänglich. Nach den Beobachtungen der Arbeitsgruppe um BENNETT besteht berechtigter Anlaß anzunehmen, daß ein großer Teil der postoperativ gerade bei Säuglingen beobachteten Ödemfälle bis hin zur Wasserintoxikation nicht durch eine zu umfangreiche Flüssigkeitszufuhr, sondern durch eine fehlerhafte Elektrolytsubstitution verursacht ist. Der Leitsatz von RICKHAM: „keep the baby on the dry side", sollte jedenfalls nicht als Freifahrschein zur Exsiccose benützt werden.

Tabelle 13. Minimalbedarf postoperativ

	1. Tag	2. Tag	3. Tag	ml/kg
Neugeborene	50	80	100	
bis 12 Monate	50	100	150	
1.–3. Jahr	50	80	100	
	5–10 % Glucoselösung			
ab 2. Tag	2 mval Na/kg			
	1 mval K/kg			
ab 3.–4. Tag	Elektrolyt-Basisbedarf			

Zusammenfassung

Im Hinblick auf die geringe Kompensationsfähigkeit des jungen Kindes im Hinblick auf seinen Wasser- und Elektrolythaushalt wird auf die Notwendigkeit einer exakten Bilanzierung in diesem Lebensabschnitt aufmerksam gemacht. Dabei muß unterschieden werden zwischen Minimalbedarf, optimalem Basisbedarf und Ersatzbedarf unter krankhaften Umständen. Nur in den ersten Lebenstagen liegt der optimale Basisbedarf mit 1,5 l pro m² Körperoberfläche in der Größenordnung des Erwachsenen. Dann steigt er schnell an, um während des ganzen ersten Lebensjahres bei rund 3 l/m² Körperoberfläche zu bleiben. Der anschließende Abfall erfolgt langsam, so daß noch das 6jährige Kind rund 2,5 l, das 10jährige 2,3 l und das 14jährige 1,7 l/m² Körperoberfläche benötigt.

Bei Frühgeborenen und insbesondere intrauterin dystrophen Kindern ist eine höhere Flüssigkeitszufuhr als beim reifen Neugeborenen erst als optimal zu bezeichnen.

Der Elektrolytbasisbedarf dagegen wird in der ganzen Kindheit gleichbleibend mit 35–50 mval Natrium und 30–40 mval Kalium/m² Körperoberfläche ausreichend befriedigt. Nur in den ersten Lebenstagen gibt man davon die Hälfte. Die besonderen Bedürfnisse in Notfallsituationen, insbesondere bei Exsiccosen, bei Operationen und postoperativ, werden dargestellt und das praktische Vorgehen geschildert.

Literatur

a) *Übersichtsarbeiten*

Bachmann, K. D.: Praxis der parenteralen Flüssigkeitstherapie. Handb. Kinderheilk. Bd. II/2, S. 194. Berlin-Heidelberg-New York: Springer 1966.

Bläker, F.: Morphologie, Physiologie und Pathologie der Nieren reifer und unreifer Neugeborener. Handb. Kinderhk. Bd. I/2, S. 240. Berlin-Heidelberg-New York: Springer 1971.

Bland, J. H.: Störungen des Wasser- und Elektrolythaushaltes. Stuttgart: Georg Thieme 1959.

McCance, R. A.: Water and electrolyte metabolism of the fetus and the newborn (Nutriscia Symposium) Leiden: H. E. Stenfert Kroese 1964.

Ewerbeck, H.: Der Säugling. Berlin-Göttingen-Heidelberg: Springer 1962.

Kaplan, S. A.: Fluid therapy in Pediatrics in current Pediatric therapy 4. Philadelphia: W. B. Saunders Comp. 1970.

Polaček, E.: Parenterale Flüssigkeitstherapie im Kindesalter. Basel: S. Karger 1950.

Rickham, P. P.: The metabolic response to the neonatal surgery. Cambridge, Mass.: Havard University Press 1957.

Smith, C. A.: The physiology of the newborn infant. Springfield Ill.: Ch. C. Thomas 1959.

b) *Einzelarbeiten*

Bennett, E. J., Daughety, M. J., Jenkins, M. T.: Fluid requirements for neonatal anesthesia and operation. Anesthiology **32**, 343 (1970).

Finberg, L.: The management of the critically ill child with dehydration secondary to diarrhoe. Pediatrics **45**, 1029 (1970).

Gautier, E.: Neonatal hyperosmolality and distance of unresponsiveness to antidiuretic hormon. Nutricia symposium. Leiden: H. Stenfert Kroese 1964.

Hansen, I. D. L., Smith, C. A.: The effect of with holding fluid in the immediate postnatal period. Pediatrics **12**, 99 (1953).

Hungerland, H., Janovsky, M.: Wasser- und Elektrolytausscheidung nach Wasserzufuhr bei Säuglingen und Kindern in verschiedenem Hydrationszustand. Arch. Kinderheilk. **174**, 121 (1966).

Hutchinson, D. L.: The role of the fetus in the water exchange of the amniotic fluid of normal and hydramniotic patients. J. clin. Invest. **38**, 971 (1959).

Janovsky, M., Martinek, J., Stanincova, V., Slechtowa, R.: The excretion of total solutes, sodium, potassium and chlorides in newborn infants after a water load. Biol. Neonat. (Basel) **11**, 176 (1967).

Koch, H.: Medikamentöse und Flüssigkeitstherapie während und nach Reanimation im Kindesalter. Z. Kinderchir. **9**, 1 (1970).

PLENTL, A. A.: The Dynamics of the amniotic fluid. Ann. N.Y. Acad. Sci. **75**, 746 (1959).

SEEDS, A. E.: Water metabolism of the fetus. Amer. J. Obstet. Gynec. **92**, 727 (1965).

SMITH, F. G. JR., ADAMS, F. A.: Is the fetal lung a kidney? Soc. for pediatr. research program and abstracts, p. 137. Seattle, Washington 1964.

WEISSENBACHER: Prä- und postoperative Betreuung Neugeborener. Päd. Fortbild. Prax. **9**, 433 (1970).

YOUNG, W. F.: Practical management of the newborn in regard to their water and electrolyte needs. Nutricia symposium. H. Stenfert Kroese. Leiden 1964.

ZIEGLER, E. E., FOMON, S. J.: Fluid intake, renal asolute load and water balance in infancy. J. Pediat. (St. Louis) **78**, 561 (1971).

Infusionstherapie der Störungen des Säure-Basen-Haushaltes

Von **K. D. Bachmann**

Da im Kindesalter einerseits die Anflutung saurer Metaboliten erheblich und andererseits die Regulation durch Lunge und Niere sowie die vorgelagerten Puffersysteme noch eine werdende Funktion ist, kommt es – besonders im Laufe der ersten Lebensmonate – leichter zu Störungen im Säure-Basen-Haushalt als später.

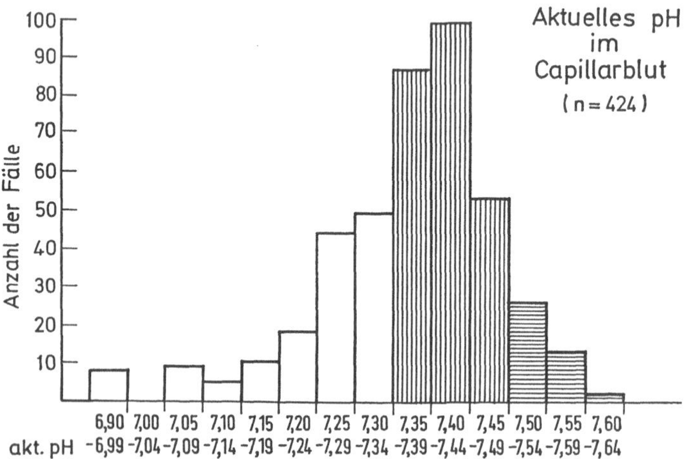

Abb. 1. Aktuelles pH im Capillarblut: schraffiert: normal (56,3 %), weiße Säulen links: Acidose (34 %), weiße Säulen rechts: Alkalose (9,7 %)

Die klinische Bedeutung dieser Labilität des Säure-Basen-Haushaltes geht aus einem Stichprobenkollektiv von 424 nicht ausgelesenen Patienten (unter Ausschluß von Früh- und Neugeborenen) hervor: 34% dieser Kinder hatten eine Acidose und bei 9,7% lag eine Alkalose vor, während 56,3% der Patienten keine Störung aufwiesen (Abb. 1). Wenn knapp 50% der klinischen Patienten eine derartige Alteration in der einen oder in der anderen Richtung zeigen, kann an der therapeutischen Relevanz kein Zweifel bestehen.

Behandlungsbedürftige Störungen des Säure-Basen-Haushaltes entstehen vor allem auf 3 Wegen: durch ein Trauma, bei länger dauerndem Erbrechen und als Folge von Durchfallerkrankungen.

Durch ein *Trauma* kommt es neben den extra- und intracellulären Flüssigkeitskompartimenten zur Ausbildung eines sog. *„dritten Raumes"*, dessen Größe von der Ausdehnung und Intensität des Traumas mitbestimmt wird. Wenn dies Geschehen auch für uns am augenfälligsten nach Verbrennungen und Verbrühungen auftritt, so entwickelt es sich doch grundsätzlich im Gebiet jeder Verletzung. Die posttraumatische Hyposalämie – ohne nennenswerte Verluste von Natrium und Kalium nach außen – ist also Ausdruck dieser inneren Emigration von Elektrolyten in den dritten Raum. Sowohl diese Salzverschiebungen als auch der vermehrte Anfall saurer Metaboliten lassen den Säure-Basen-Haushalt deutlich in Richtung Acidose tendieren. Klinisch läßt diese „Umverteilung" der Flüssigkeit die bekannte umschriebene Ödembildung im Wundgebiet entstehen und ist wichtige Teilursache (zusammen mit der Acidose) für die besonders bei Verbrennungen zu Recht so gefürchtete Oligurie bzw. Anurie.

Bei *schweren Durchfallerkrankungen* entwickelt sich eine *metabolische Acidose*, unter deren Einwirkung auch eine typische Gefügestörung unter den Elektrolyten eintritt: für jeweils 3 Kaliumionen, die infolge der metabolischen Acidose den Binnenraum der Zelle verlassen, gehen 2 Natrium- und 1 Wasserstoffion aus dem ECR in den ICR. Wenngleich durch diese Transmineralisation die Acidose im ECR gemindert wird, so doch nur um den Preis einer stärkeren Acidose im ICR und um den Preis einer Hyperkaliämie sowie einer dadurch bedingten verstärkten Kaliumausscheidung im Harn. An dieser Stelle erkennen wir die noch keineswegs vollständig geklärten Verknüpfungen zwischen Säure-Basen- sowie Elektrolyt- und Wasser-Haushalt.

Die dritte, zu typischen Strukturänderungen führende Ursache ist das heftige und *langanhaltende Erbrechen*, bei dem die Dominanz der Chlorverluste (mit dem Magensaft) mit ihren Rückwirkungen auf den Kaliumhaushalt (Hypokaliämie) die Störung des Säure-Basen-Haushaltes in die Richtung der *metabolischen Alkalose* lenkt. Als wichtigste Konsequenz für die Therapie ergibt sich in dieser Situation, daß die gängigen Infusionslösungen mit ihren antacidotischen Zusätzen (Lactat, Acetat) nicht optimal sind, weil sie die Alkalose verstärken und durch den oft zu knappen oder fehlenden Kaliumzusatz keine ausreichende Kaliumsubstitution ermöglichen.

Für die therapeutischen Entscheidungen sind in Tabelle 1 typische im Kindesalter unter pathologischen Bedingungen entstehende Gefügestörungen des Salz-Wasser- und Säure-Basen-Haushaltes zusammengestellt.

Die *Therapie* dieser kombinierten Störungen des Elektrolyt-Wasser- sowie Säure-Basen-Haushaltes kann derzeit noch nicht in einer genau errechenbaren und damit „gezielten" Substitution von Wasser und Salzen

Tabelle 1. Typische Gefügeänderungen des Säure-Basen- und des Salz-Wasser-Haushaltes bei bestimmten Erkrankungen

Erkrankung	Elektrolyt-Syndrom
Pylorusspasmus Duodenalstenose Hiatushernie Ileus bei Invagination Morbus Hirschsprung Meconium-Ileus Malrotation	Metabolische Alkalose Hypotone Dehydration Hypochlorämie Hypokaliämie
Lobäres Emphysem Enterothorax Hyaline Membranen als Begleiterkrankung bei Neugeborenen	Respiratorische Acidose evtl. kombiniert mit metabolischer Acidose Hyperkaliämie
Verbrennung	Metabolische (+ respiratorische) Acidose Hypertone Dehydration (Natriumretention)
Cerebrale Traumen bzw. Operationen	Metabolische Acidose Hyperchlorämie Hypernatriämie
Enteritis	Metabolische Acidose iso- oder hypotone Dehydration Initiale Hyperkaliämie nach Rehydrierung: Hypokaliämie

bestehen. Vielmehr sollte eine biologisch sinnvolle Kollektion von Salzen (Natrium 3 mval/kg KG u. Tag, Kalium und Chlor je 2 mval/kg KG u. Tag) in einer Lösung angeboten werden, die auch sog. biologisch „freies" Wasser (in dem also nicht aus osmotischen Gründen Salze gelöst sein müssen) enthält. Vielfach genügt – auch bei mittelschweren Dehydrationen – eine Dosierung von 150–200 ml/kg KG u. Tag solcher als „Basis"-Lösungen handelsüblich gewordenen Infusionslösungen[1] (BACHMANN).

Die *Behandlung* der metabolischen Acidose kann durch intravenöse Gaben von Natriumbicarbonat oder von Trishydroxymethylaminomethan (THAM) erfolgen. Die Diskussion um die Vorzüge und Nachteile dieser beiden konkurrierenden Substanzen ist noch nicht zu Ende geführt. Nach den Überlegungen und Bilanzuntersuchungen von WENNER rangieren rechnerisch weder die Natriumbelastung bei Verwendung von Bicarbonat noch die Ausscheidung von CO_2 durch die Nieren bei Anwendung von THAM in einer Größenordnung, die eindeutig als Argument zugunsten einer der beiden Substanzen angesehen werden könnte. Allerdings gelten die schnelle Beseitigung cardiovasculärer Symptome (infolge verbesserter Ansprechbar-

1) Sterofundin „B"; Braun, Melsungen. Tutofusin „B"; Pfrimmer, Erlangen.

keit auf *Katechinamine*), die Verhinderung eines Hirnödems (im Tierexperiment) und die fehlende Steigerung des CO_2-Spiegels im Blut als Vorzüge des THAM (insbesondere bei respiratorischen Acidosen) und sind durch entsprechende klinische Beobachtungen bestätigt (EWERBECK, HELLWIG).

Unabhängig von der Entscheidung für THAM oder für Natriumbicarbonat ist es für den therapeutischen Erfolg beim Vorliegen einer behandlungsbedürftigen Acidose (Blut-pH unter 7,20, Basendefizit unter 10 mval/l) bedeutungsvoll, daß – entsprechend den pharmakokinetischen Erkenntnissen (DOST) – nach Berechnung des *akut* bestehenden Basendefizits durch eine schnelle Pufferzufuhr auch eine *akute* Korrektur vorgenommen wird. Praktisch wird diese Forderung dadurch erfüllt, daß etwa $^1/_3$ (bei schweren Acidosen auch bis zu 50%) der errechneten Natriumbicarbonat-Menge langsam (in 10–20 min) intravenös gespritzt und der Rest durch intravenöse Dauertropfinfusion im Laufe von etwa 3 Std zugeführt wird. Eine zwischenzeitliche Kontrolle des Therapie-Erfolges (Mikromethode nach ASTRUP) ist ratsam.

Die *Dosierung des Natriumbicarbonats* errechnet sich aus folgender Formel (MELLEMGAARD u. ASTRUP):

Basendefizit in mval/l × KG in kg × 0,3 = ml
einer 8,4%igen Natriumbicarbonat-Lösung.

Die 8,4%ige Natriumbicarbonat-Lösung ist 1 molar, d. h. 1 ml dieser Lösung enthält 1 mval Natrium und Bicarbonat, bei Verwendung etwa einer 4%igen Lösung müßte die nach der vorstehenden Formel errechnete Menge verdoppelt werden. Der Faktor 0,3 repräsentiert in dieser Formel das Volumen des Extracellulärraumes bei Klein- und Schulkindern und müßte auf 0,5 bei Benutzung der Formel für Neugeborene und Säuglinge (wegen des größeren ECR in dieser Altersgruppe) abgeändert werden.

Die Dosierung der im Handel befindlichen, mit Acetat gepufferten *THAM-Lösung*[2] wird aus der Formel berechnet:

Basendefizit in mval/l × KG in kg × 2 ml
der handelsüblichen 0,3 molaren THAM-Lösung.

Wegen der Gefahr einer Atemdepression und einer (akuten) Hypoglykämie wird die errechnete Menge durch intravenöse Dauertropfinfusion im Laufe von 2–3 Std zugeführt (HELLWIG), aber keine „Sofortinjektion" von etwa $^1/_3$ (wie bei Natriumbicarbonat) vorgenommen.

Als therapeutisches Ziel ist in jedem Falle eine möglichst dauerhafte Kompensation der metabolischen Acidose innerhalb von 24 Std anzustreben.

Bei der rein respiratorisch verursachten Acidose stellt die Puffertherapie nur eine (allerdings wichtige) unterstützende Behandlung dar. Ursächlich müssen die Gründe für die schlechte pulmonale Abatmung der Kohlen-

2) Pehanorm; Braun, Melsungen.

Tabelle 2. Behandlung einer hypochlorämischen Alkalose (Rampini u. Frick)

Mittel	Wirkung	Indikation	Kontraindikation	Dosierung
NaCl	langsam	leichte bis mittelschwere Fälle	Hypernatriämie (iatrogen. Nieren-, Herzinsuffizienz)	$^{2}/_{3}$ der Magensaftverluste als physiol. NaCl-Lösung
NH_4Cl	rascher	– schwere Fälle – Hypernatriämie ohne deutliche Niereninsuffiz.	– Niereninsuffiz. – Leberinsuffiz.	Initialdosis in mval: 0,3 × kg KG × Basenüberschuß (für NH_4Cl und HCl)
HCl	sehr schnell	– schwere und schwerste Fälle – Niereninsuffiz. – Leberinsuffiz.	ungenügende Kontrollmöglichkeit	

Angemessene Rehydrierung und K-Gabe!

säure (Enterothorax, Atelektase, lobäres Emphysem!) beseitigt werden. Neben gezielten operativen Eingriffen ist hier die assistierte oder – wenn erforderlich – auch die komplette künstliche Beatmung als sinnvolle Therapie indiziert. Die alveoläre Hypoventilation bedingt auch eine Verschlechterung der Sauerstoffversorgung, die aber erst relativ spät als Cyanose klinisch manifest wird. Während die *akute respiratorische Acidose* zu einer Transmineralisation im extra- und intracellulären Elektrolytbestand – in der schon erörterten Weise – führt, ermöglicht die renale Regulation bei der *chronischen respiratorischen Acidose* durch eine vermehrte Ausscheidung von titrierbaren Säuren und Ammonium eine verstärkte Rückresorption von Bicarbonat und kompensiert dadurch das pH lange Zeit im physiologischen Bereich.

Für die behandlungsbedürftige *metabolische Alkalose* (bei hartnäckigem Erbrechen und/oder bei Ileus bzw. größeren Darmsaftverlusten) stehen Ammoniumchlorid (NH_4Cl; Kontraindikation: Leberschädigung, Niereninsuffizienz), Kochsalz (NaCl), Salzsäure (HCl) sowie Lösungen, in denen Ammoniumchlorid mit Argininhydrochlorid kombiniert ist[3], zur Verfügung. Der Argininhydrochloridzusatz vermindert die therapeutisch erforderliche Ammoniumchloridmenge und steigert die Elimination von Ammoniak, so daß das Risiko einer Ammoniakintoxikation verringert wird. Die Salzsäure als intravenöses Antidot der Alkalose ist zwar logisch, aber bisher nicht gebräuchlich, obgleich sich diese Medikation in schweren Alkalosefällen durchaus bewährt hat (Rampini u. Frick). Da die Salzsäure praktisch vollkommen in H und Cl dissoziiert, werden dem Organismus die sauren Valenzen – unter Umgehung der bei NH_4Cl notwendigen Metabolisierung in Leber und Niere – zugeführt. Die Behandlung der hypochlorämischen

3) Tutofusin Alk; Pfrimmer, Erlangen.

Alkalose und die Indikation zu den verschiedenen Puffern ergibt sich aus Tabelle 2.

Bei *Verwendung von Kochsalz*, das als Antidot bei leichten bis mittelschweren Alkalosen indiziert ist und dessen korrigierende Wirkung nur langsam, möglicherweise erst in Tagen eintritt, liegt das Problem in dem eventuellen Überangebot von Natrium, so daß bei Nieren- und/oder Herzinsuffizienz (wegen der Hypernatriämie) keine Anwendung möglich ist. Für die Dosierung gilt als Richtlinie, daß etwa $^2/_3$des zu Verlust gegangenen Magensaftes durch NaCl und $^1/_3$ durch 5%ige Glucoselösung ersetzt werden soll (Randall u. Roberts).

Bei schweren Alkalosen – insbesondere mit Hypernatriämie – verdient *Ammoniumchlorid* (NH_4Cl) wegen seiner schnellen Wirkung und seiner Natriumfreiheit den Vorzug – solange keine schwerwiegenden Störungen der Nierenfunktion bestehen. Eine Niereninsuffizienz mit Harnstofferhöhung und/oder Leberinsuffizienz stellen – auch für die Ammoniumchlorid-Argininhydrochlorid-Infusionslösung – eine absolute Kontraindikation dar. Die nach der erwähnten Formel von Mellemgaard u. Astrup zu errechnende Ammoniumchloridmenge kann als isotone Lösung (155 mval/l = 0,83% = $^1/_{6,66}$n — NH_4Cl) im Laufe von 8–24 Std eintropfen. Nach Kontrolle des Säure-Basen-Haushaltes muß die evtl. erforderliche weitere Korrektur errechnet werden.

Wenn durch hohen Basenüberschuß und stark alkalische pH-Werte eine schnelle Korrektur im Säure-Basen-Haushalt angezeigt ist, kann reine Salzsäure (HCl) Anwendung finden. Bei Nieren- und/oder Leberinsuffizienz ist HCl das Mittel der Wahl. Die erforderliche Menge errechnet sich nach der oben genannten Formel von Mellemgaard u. Astrup, die bei Verwendung einer n-HCl-Lösung (1 ml = 1 mval H^+ und 1 mval Cl^-) als Ergebnis die erforderliche Menge in ml dieser Lösung angibt. Diese errechnete n-HCl-Menge wird mit 5%iger Glucoselösung gemischt, so daß z. B. durch die Gabe von 50 ml n-HCl in 1000 ml 5%iger Glucose eine $^1/_{20}$ n-HCl-Lösung entsteht. Diese leicht hypertone Lösung (ca. 400 mosm/l) wird bei der langsamen Tropfinfusion durch Katheter in eine große Vene (Vena cava oder Vena anonyma) schnell isotonisiert: der 25 kg schwere Patient von Rampini u. Frick hat in 14 Std 3 l dieser Infusionslösung erhalten und gut vertragen. Aus dieser Menge errechnet sich, daß der Knabe mit 12 mval H^+ und Cl^- pro Stunde (etwa 300 mval/24 Std) oder etwa 0,5 mval/kg/Std (= 2,5 ml/kg/Std einer $^1/_5$ n-Lösung) erfolgreich behandelt worden ist.

Als große Vorzüge der Verwendung von Salzsäure gegen die Alkalose können ihre schnelle Wirkung (durch einen physiologischen Wirkungsmechanismus) und die Umgehung jeder Belastung von Leber und Niere geltend gemacht werden.

Die diagnostischen und therapeutischen Fortschritte der letzten Jahre haben die vielfältige Bedeutung des Säure-Basen-Haushaltes für den Ablauf vitaler Funktionen auch in der Klinik so deutlich gemacht, daß an der großen Wichtigkeit einer sachgerechten Handhabung dieser Möglichkeiten kein Zweifel bestehen kann.

Literatur

Astrup, P.: Erkennung der Störungen des Säure-Basen-Stoffwechsels und ihre klinische Bedeutung. Klin. Wschr. **35**, 749 (1957).

Bachmann, K. D.: Zur Frage der parenteralen Flüssigkeitstherapie. Therapie der Gegenwart **99**, 97 (1960).

— Praxis der parenteralen Flüssigkeitstherapie. In: Opitz, H., Schmid, F., Handb. der Kinderheilkunde. Berlin-Heidelberg-New York: Springer 1966.

— Die parenterale Flüssigkeitstherapie und Ernährungsmöglichkeiten bei Frühgeborenen. In: Willi, H.: Symposium über die Ernährung des Frühgeborenen. Basel: S. Karger 1964.

— Praxis der Flüssigkeitstherapie bei enteralen Erkrankungen. Z. ärztl. Fortbild. **14**, 275 (1964).

Dost, F. H.: Grundlagen der Pharmakokinetik. Stuttgart: Georg Thieme 1968.

Ewerbeck, H.: Tris-Puffer-Behandlung der Stoffwechselacidose bei der toxischen Gastoenteritis des Säuglings und beim atemgestörten Neugeborenen („fetal-distress-Syndrom"). Dtsch. med. Wschr. **90**, 1989 (1965).

— Gefahren und Erfolge der Tris-Puffer-Therapie bei Frühgeborenen, Neugeborenen und acidotischen Säuglingen. Tagung der Nordwestdeutschen Gesellschaft für Kinderheilkunde, Bremen 6.–8. 5. 1966.

Hellwig, H.: Infusions- und Acidose-Therapie. Mschr. Kinderheilk. **116**, 525 (1968).

Mellemgaard, K., Astrup, P.: The quantitative determination of surplus amounts of acid or base in the human body. Scand. J. clin. Lab. Invest. **12**, 187 (1960).

Rampini, S., Frick, P.: Intravenöse Verabreichung von Salzsäure (HCl) in der Behandlung der hypochlorämischen Alkalose. Helv. paediat. Acta **19**, 391 (1964).

Randall, H. T., Roberts, K. E.: The significance and treatment of acidosis and alkalosis in surgical patients. Surg. Clin. N. Amer. **36**, 315 (1956).

Stalder, G., Egli, F.: Störungen des Säure-Basen-Haushaltes. Helvet. paediat. Acta **19**, 365 (1964).

Wenner, J.: Der Einfluß der Alkalitherapie auf Atmung und Säurebilanz bei Neugeborenen mit Atemnotsyndrom. Symposium über Neonatologie im Anschluß an die 4. Jahrestagung der Österreichischen Ges. für Kinderheilkunde, Wien 13. 11. 1966.

Therapie mit Kohlenhydraten

Von **W. Toussaint**

Die breite therapeutische Anwendung von Kohlenhydraten im Säuglings- und Kindesalter beruht auf den metabolischen Besonderheiten dieser Stoffgruppe. Wenn die Kohlenhydrate, z. B. die Glucose als ihr bedeutendster Vertreter, auch auf den 1. Blick hin nicht die klassischen Bedingungen eines *essentiellen* Nahrungsbestandteils erfüllen, so hat doch gerade dieser Zucker eine ganze Reihe von lebenswichtigen Funktionen. Für verschiedene Organe, z. B. das ZNS, die roten Blutzellen und das Nebennierenmark, ist die Glucose das ausschließliche Substrat. In Leber, Niere und Skelettmuskel sowie der Herzmuskulatur können neben der Glucose Fettsäuren wie auch Ketonkörper bzw. Lactat metabolisiert werden (Abb. 1).

Zentralnervensystem	Glucose	
rote Blutzellen	,,	
Nebennierenmark	,,	
Leber	,,	+ FS
Niere	,,	+ FS
Skelettmuskel	,,	+ FS + Ketonkörper
Herzmuskel	,,	+ FS + Ketonkörper
Gluconeogenese aus Aminosäuren + Energie (Fettsäureabbau)		

Abb. 1

Neben der energetischen Aufgabe haben die Kohlenhydrate als Bausteine einer Reihe wichtiger Substanzen des Organismus eine besondere stoffliche Funktion (Abb. 2). So lassen sich aus Glucose Ribose und Desoxyribose für die Nucleinsäuresynthese ableiten. Mucopolysaccharide können über die Zwischenstufen der Glucuronsäure im entsprechenden Stoffwechselweg aufgebaut werden. Die Glucuronsäure hat darüber hinaus noch eine besondere Bedeutung bei der Entgiftung von körperfremden Stoffen in der Leber. Im Hexose-monophosphat-Shunt wird Wasserstoff bereitgestellt für die Fettsäure- und die Cholesterinsynthese. Die Olefinisierung ist diesem Stoffwechselweg ebenfalls angeschlossen.

Über diese Bausteinfunktion hinaus kommt den Kohlenhydraten im Hinblick auf den Proteinstoffwechsel ein sparender Effekt zu. Dieser Mechanismus ist

1. zurückzuführen auf eine Energiebereitstellung aus dem Abbau der Kohlenhydrate für die Proteinsynthese;

2. beruht er in einer Hemmung der Gluconeogenose aus Aminosäuren.

Aus dieser Tatsache erklärt sich übrigens der geringere proteinsparende Effekt von Fetten gegenüber Kohlenhydraten.

Aber nicht nur der Glucose allein kommen die bisher genannten Eigenschaften zu, sondern auch anderen Kohlenhydraten oder Ersatzzuckern. Die Anforderungen, die an eine solche Substanz zu stellen sind, beziehen sich auf Resorption, Umsatzrate, Art des Umsatzes im Organismus und Umwandlungsmöglichkeit in Glucose. Für Störungen im Glucosestoffwechsel ist es bedeutungsvoll, daß die metabolischen Blockaden dieser Störungen keinen Einfluß auf den Abbau des Ersatzzuckers haben.

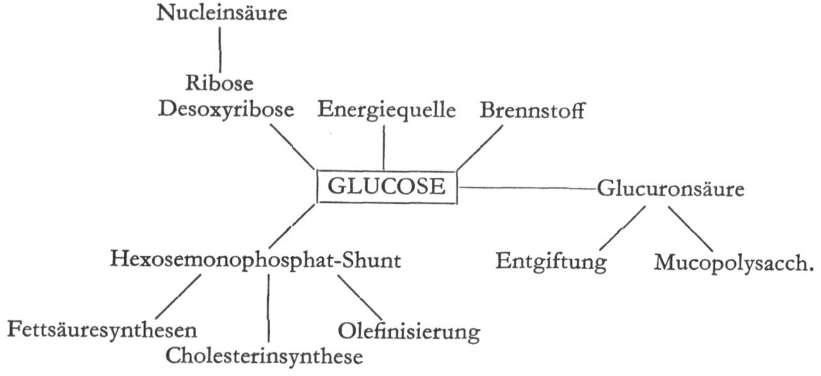

Abb. 2. Energetische und stoffliche Funktionen der Glucose

So kann anstelle der Glucose etwa die Ketohexose Fructose eingesetzt werden. Fructose wiederum kann durch Sorbit, das aufgrund des ubiquitären Vorkommens von Iditdehydrogenase im Zellplasma leicht in Fructose umgewandelt wird, ebenfalls weitgehend in ihrer Wirkung ersetzt werden. Als weiteren Ersatzzucker kennen wir das Xylit und die Ribose. Auch Glycerin kann als Bestandteil des Triosephosphatcyclus die Stelle von Glucose z. T. ersetzen. In praxi jedoch wird Ribose und Glycerin als Zuckerersatzstoff heute kaum angewandt. (Die Zusammenhänge dieser Stoffwechselwege sind auf der nächsten Abbildung dargestellt [Abb. 3].)

Aus dem bisher gesagten könnte man ableiten, daß die therapeutische Anwendung von Kohlenhydraten, speziell von Glucose, besonders empfehlenswert sei. Dieser Annahme stehen jedoch eine Reihe von Tatsachen entgegen. So bereitet

1. die technische Herstellung von Kohlenhydrat-Aminosäurengemischen erhebliche Schwierigkeiten. Seit längerer Zeit ist bekannt, daß das

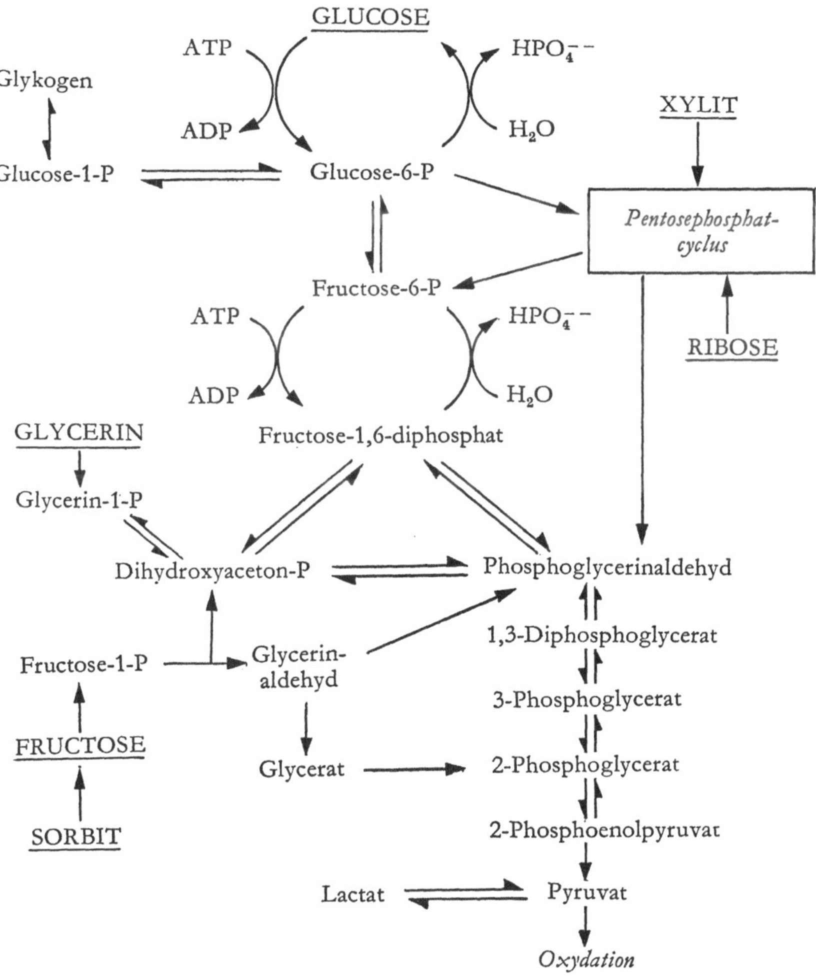

Abb. 3. Metabolik von Kohlenhydraten und Ersatzzuckern in der Leber (nach BÄSSLER)

Vorhandensein von Kohlenhydraten und Aminosäuren in einer Infusionslösung schon durch alleiniges Lagern und noch mehr durch den notwendigen Sterilisationsvorgang zu komplizierten Umsetzungen und Inaktivierungen essentieller Aminosäuren führt. LANG und FEKL wiesen darauf hin, daß bei diesem Vorgang, der auch Maillard-Reaktion oder Bräuning-Reaktion bezeichnet wird, nicht unbedingt eine bräunliche Verfärbung der Infusionslösungen zustande kommen muß. Gerade die farblosen Stufen dieser Umsetzungsprodukte weisen eine besondere Toxicität auf.

2. Eine weitere Schwierigkeit bei dem Einsatz von Glucose als Therapeuticum sind katabole Stoffwechselsituationen, wie sie etwa postoperativ bei Diabetes und im Streß anzutreffen sind (Abb. 4). Die hierbei erhöhte Lipolyse führt letztlich zu einer ausgeprägten Glucoseverwertungsstörung und mündet in eine Acetonämie ein. Eine ähnliche Situation bietet sich auch nach parenteraler Fettgabe. Eine weitere Behinderung bei dem Einsatz von Glucose bieten diese Fälle, die mit einer Insulinsekretionsstörung oder einer veränderten Wirksamkeit dieses Hormons einhergehen. Aus diesen Gründen hat man seit langem nach Glucoseersatzstoffen gesucht und dabei die insulinunabhängige Fructose besonders hervorgehoben. Nach einer anfänglichen Euphorie hinsichtlich der Anwendung dieser Ketohexose, ist es heute etwas stiller geworden. Ohne Frage jedoch weist dieser Zucker

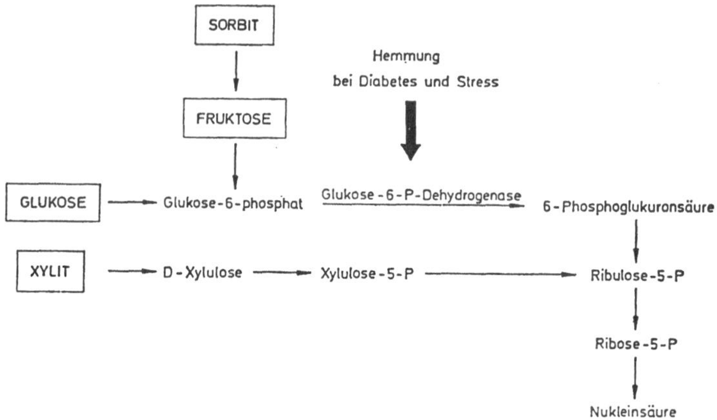

Abb. 4. Stoffwechselwege von KH und Polyolen bei Diabetes, Streß und Schock (nach Lang aus Berg u. Grabner)

eine Reihe von besonderen Eigenschaften gegenüber der Glucose auf. Da jedoch auch die Fructose genau wie die Glucose als reduzierende Substanz die vorher genannten technischen Nachteile aufweist, hat man besonders bei der parenteralen Therapie seit mehreren Jahren auf den Zuckeralkohol Sorbit zurückgegriffen. Dieser wird heute im großen Umfang als KH-Ersatzstoff in Infusionslösungen angewandt. Von verschiedenen Seiten wird wegen des evtl. Vorliegens einer hereditären Fructoseintoleranz vor dem Gebrauch von sorbithaltigen Infusionslösungen gewarnt. Man stützt sich dabei auf die von Heine u. Mitarb. geschilderten Beobachtungen bei drei Geschwistern mit einer angeborenen Fructoseintoleranz. Nach unserer Meinung mindern die Häufigkeit der Krankheit und die verbesserte allgemeine Kenntnis über die Enzymopathien der Kohlenhydrate diese Gefahr. In unserem Klinikbereich sind seit vielen Jahren bei der breiten Anwendung von sorbithaltigen Lösungen keine Störungen aufgetreten.

Die Arbeitsgruppe von LANG und BÄSSLER hat vor einigen Jahren besonders die Eigenschaften eines fünfwertigen Alkohols, des Xylits, studiert, der als Intermediärprodukt im Kohlenhydratstoffwechsel zu finden ist. Die weiteren Untersuchungen haben ergeben, daß Xylit als Ersatzzucker eine Reihe von besonderen Vorteilen aufweist. Neben einer Insulinunabhängigkeit ist, wie bei den anderen Alkoholen auch, die Maillardreaktion nicht vorhanden sowie eine schnelle Einschleusung in den Stoffwechsel und das Fehlen unerwünschter Nebenwirkungen der Glucose als Besonderheiten herauszustellen. Mit BÄSSLER zusammen haben wie die Verwertung des Xylits im frühen Säuglings- und Kindesalter untersucht und dabei keine Einschränkungen gegenüber der Verwertbarkeit im Erwachsenenalter fesstellen können. Eine weitere besondere Eigenschaft dieses Pentites ist die günstige antiketogene Wirkung bei den verschiedenen Formen der Acetonämien und die Beeinflussung der Glucoseutilisation im Streß bzw. Diabetes und Schock.

Im folgenden sollen, ohne Anspruch auf Vollständigkeit zu erheben, einige therapeutische Anwendungen von Kohlenhydraten im Säuglings- bzw. Kindesalter erwähnt werden. Der einfachste Weg hinsichtlich der therapeutischen Anwendung dieser Substanzen bei sehr jungen Säuglingen ist die orale Verabreichung. Diese Applikationsart wenden wir z. B. an bei Frühgeborenen und Neugeborenen innerhalb der ersten Lebensstunden. Gerade bei den untergewichtigen Kindern beginnen wir die orale Ernährung ungefähr 6–8 Std nach dem Partus mit 5%iger Glucose. Hier soll die schon frühzeitige Kohlenhydratgabe, die in vielen Fällen vorliegende transitorische Hypoglykämie abschwächen bzw. verhindern. Den Hauptanteil machen dabei Kinder mit praenataler Dystrophie, cerebralen Schädigungen und Asphyxie aus (BACHMANN).

Bei stärkeren Asphyxien im Rahmen des Membransyndroms, kann sich ebenfalls eine erhebliche Erniedrigung des Glucosespiegels zusammen mit einer metabolischen Acidose im Blut einstellen. Aufgrund dieser Kenntnisse gehört seit Jahren zur Therapie dieser Kinder die Verabfolgung von Puffer- und Glucoselösungen. Eine weitere evtl. behandlungsbedürftige Gruppe aus dem Formenkreis der transitorischen Hypoglykämien wären die Kinder diabetischer Mütter.

Hier finden wir sehr oft schwere Hypoglykämien, die von der 1. bis 2. Lebensstunde bis zu mehreren Tagen fortbestehen können. Die Ursache dieser erheblichen Blutzuckererniedrigungen wird allgemein auf einen Hyperinsulinismus zurückgeführt. Aufgrund dieser hormonellen Konstellation haben MCCANN und auch SCHRÖTER empfohlen, anstelle von Glucose Fructose zu verabreichen. Wegen der sofortigen Behandlungsbedürftigkeit dieser Patienten mit Glucose, erscheint uns eine Mischung von Glucose und Fructose sinnvoller. Einerseits wird dadurch der Bedarf des ZNS gedeckt und eine verstärkte Gegenregulation vermieden. Die Erfolge dieser

Behandlung erweisen sich weniger in einer Senkung der Sterblichkeit dieser Kinder, als in einer Verhinderung akut nicht in Erscheinung tretender Hirnschäden, die sich dann erst im ausgehenden Säuglings- und Kleinkindesalter zeigen.

Während die bisher genannten Störungen bzw. Erkrankungen vornehmlich mit Glucose oder Fructose therapiert werden, kommt bei den primären und sekundären Acetonämien auch die Anwendung von Xylit oder Sorbit in Frage. Wie oben bereits ausgeführt, hat Xylit eine besonders positive antiketogene Wirkung, den Vorteil der Insulinabhängigkeit und eine ausgesprochen gute Metabolisierung in den verschiedenen Geweben. Besonders ist auch die gute Leberglykogenbildung dieses fünfwertigen Zuckeralkohols hervorzuheben. Eine positive Wirkung zeigt sich auch im Elektrolythaushalt. Wir haben Xylit angewandt bei den ketonämischen Krisen des Kleinkindesalters sowie beim Diabetes des Kleinkindes bzw. Schulkindes. In beiden Fällen sahen wir einen schnellen Rückgang der Ketonämie, wobei sowohl Acetessigsäure sowie β-Oxybuttersäure und Aceton im Blut und die Acetonausscheidung im Urin positiv beeinflußt wurden. Darüber hinaus führt Xylit beim Diabetiker zu keiner Blutzuckererhöhung (Abb. 5 u. 6).

Eigene Untersuchungsergebnisse wie diejenigen anderer Arbeitsgruppen (SCHUMER, FÖRSTER u. Mitarb.) zeigten, daß es bei einer erhöhten Xylitzufuhr von weit mehr als 0,6 g/kg und Stunde evtl. vorübergehend zu einem leichten Ikterus, einer Transaminasenerhöhung sowie zu einer Erhöhung der Harnsäure kommen kann. Anfänglich war man der Meinung, daß es sich hierbei um eine durch das Xylit hervorgerufene spez. Beeinträchtigung des Leberstoffwechsels handelte. Man weiß heute durch die Untersuchungen von FÖRSTER u. Mitarb., daß gleiche Veränderungen, wie nach höher dosierten Xylitgaben beobachtet, auch bei Verabfolgung konzentrierter Sorbit- bzw. Fructose, ja auch Glucoselösungen zu finden sind. Eine letzte Erklärung für dieses Phänomen bei den hochdosierten Kohlenhydrat- oder Polyalkoholgaben hat man bisher noch nicht. Man kann jedoch annehmen, daß die Häufung von Intermediärprodukten zu Fermentinhibitionen führen. So kennen wir in Parallele dazu bei der Galactose- bzw. Fructoseintoleranz ähnliche Veränderungen, die durch die Anhäufung des Galactose- bzw. Fructose-l-phosphates zustande kommen. Aus diesem Grunde wird auch bei der parenteralen Ernährung, die besonders über längere Zeiträume mit höher dosierten Lösungen vorgenommen werden muß, die Gabe verschiedener Zucker empfohlen (BÄSSLER u. BICKEL, WENZEL). Durch die Verabfolgung der unterschiedlichen Substanzen werden die obengenannten Überlastungen oder Kumulationen vermieden und verschiedene Stoffwechselwege im Metabolismus beschritten. BÄSSLER empfiehlt als günstigste Kombination entweder Glucose mit Xylit oder Gluocse mit Fructose und Xylit. Gerade bei letzterer Kombination würde die Peripherie wie auch das Gehirn durch Glucose versorgt und die beiden Lebersubstrate

Ketonkörper bei acetonämischem Erbrechen
8jähriges Kind

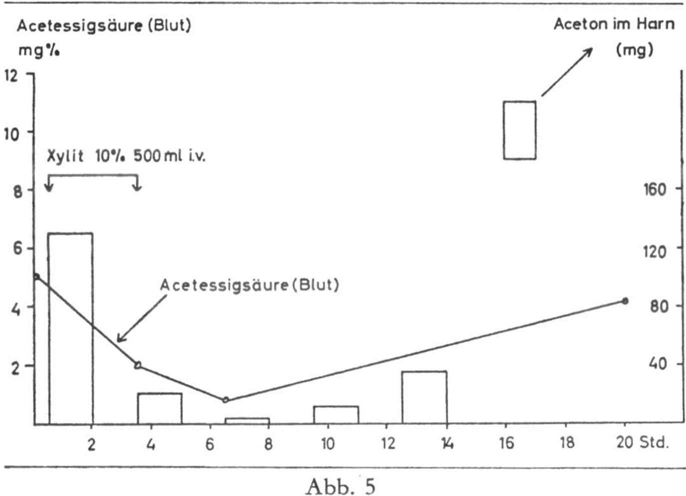

Abb. 5

Ketonkörper bei Diabetes
10 jähriges Kind

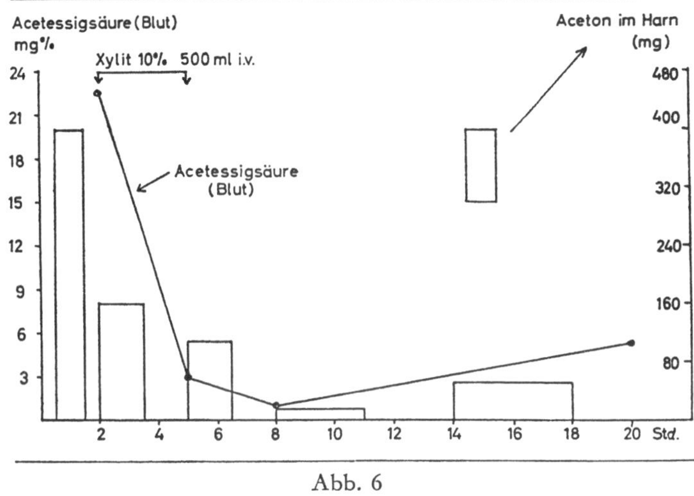

Abb. 6

könnten auf unabhängigem Wege metabolisiert werden. Der Vorteil solcher Kombinationen wäre der, daß die Dosierung der einzelnen Kohlenhydrate unter den maximalen Dosierungen bleiben könnten. Für den Diabetiker käme ggf. eine Kombination mit Xylit und Fructose in Frage. Durch diese neue Erkenntnis hat auch die Diskussion über unterschiedliche Wirksamkeiten von Kohlenhydraten und Ersatzzuckern an Aktualität verloren.

Bei der schnellen Entwicklung in den verschiedenen Fachgebieten, besonders der Intensivmedizin der Neugeburtsperiode, des Säuglings- und Kindesalters, kommen wir nicht umhin, uns mit diesen Problemen der parenteralen Kohlenhydratgabe auseinander zu setzen. Wege und Möglichkeiten haben sich aufgetan. Weitere Forschungen sind noch notwendig, um die noch vielfachen Fragen zu beantworten und die Therapie dieser Altersgruppe optimaler zu gestalten.

Zusammenfassung

Die Gründe für die Anwendung von Kohlenhydraten in der Pädiatrie werden besprochen und auf Eigenschaften und Bedeutung von Ersatzzuckern (Polyolen) hingewiesen. Beispiele für stoffwechselorientierte Therapie mit Zuckern und Polyolen werden genannt.

Literatur

Bachmann, D. H.: Hypoglykämien des Neugeborenen. Mschr. Kinderheilk. **117**, 230 (1969).

Bässler, H. K.: Die Rolle der Kohlenhydrate in der parenteralen Ernährung. Z. Ernährungsw. **10**, 57 (1970). Parenterale Ernährung. Darmstadt: Steinkopf-Verlag 1971.

— Bickel, H.: The use of carbohydrates an their Combinations in parenteral nutrition. Symposion London 29. 4.–1. 5. 71 (in Druck).

— Dreiss, G.: Antiketogene Wirkung von Xylit bei aloxandiabetischen Ratten. Klin. Wschr. **41**, 593 (1963).

— Toussaint, W., Stein, G.: Xylitverwertung bei Frühgeborenen, Säuglingen, Kindern und Erwachsenen. Kinetik der Elimination aus dem Blut. Klin. Wschr. **44**, 212 (1966).

Berg, G., Grabner, W.: Über die Anwendung insulinabhängiger verwertbarer Kohlenhydrate bei Diabetikern. Fortschr. Med. **10**, 429 (1970).

Foerster, H., Meyer, E., Ziege, M.: Erhöhung von Serumharnsäure und Serumbilirubin nach hochdosierten Infusionen von Sorbit, Xylit und Fruktose. Klin. Wschr. **14**, 878 (1970).

Heine, W., Schill, H., Tessmann, D., Kupatz, H.: Letale Leberdystrophie bei drei Geschwistern mit hereditärer Fructoseintoleranz nach Dauertropfinfusionen mit sorbitolhaltigen Infusionslösungen. Das Deutsche Gesundheitswesen **24** (1969), 2325.

Kurz, R., Richle, H., Rameis, K.: Hypoglykämien im Kindesalter, Pädiat. Pädol. **5**, 343 (1969).

Lang, K.: Xylit, Stoffwechsel u. klinische Verwendung. Klin. Wschr. **49**, 233 (1971).

— Xylit, biochemische u. physiologische Eigenschaften, therapeutische Möglichkeiten. Fortschr. Med. **88**, 37 (1970).

Perheentupa, J., Raivio, N. K.: Fructose-induced hyperuricaemia. Lancet **II**, 528 (1967).

Rossi, E.: Hypoglykämien beim Neugeborenen. Med. Klin. **66**, 1045 (1971).

Schröter, W.: Glukose- oder Fruktosebehandlung der Hypoglykämie bei Neugeborenen diabetischer Mütter? Mschr. Kinderheilk. **117**, 256 (1969).

SCHUMER, W.: Adverse effects of Xylitol in parenteral alimentation. Metabolism Vol. **20**, 345 (1971).

TOUSSAINT, W., ROGGENKAMP, K., BÄSSLER, K. H.: Behandlung der Ketonämie im Kindesalter mit Xylit. Z. Kinderheilk. **98**, 146 (1967).

— Ketolytische Wirkung und Metabolisierung von Zuckeralkoholen bei Kindern. Mschr. Kinderheilk. **117**, 262 (1969).

WENZEL, M.: Kohlenhydrate in der parenteralen Ernährung. Dsch. med. J. **21**, 339 (1970).

Recommendations for parenteral Nutrition. Herausgegeben von G. BERG. Z. Ernährungsw. 9, Steinkopff-Verlag, Darmstadt 1970.

Die parenterale Ernährung Frühgeborener

Von **P. Jürgens, D. Dolif, C. Hofert** und **C. Panteliadis**

Während der Tagesbedarf an Bau- und Betriebsstoffen bei gesunden Kindern und Erwachsenen heute ausreichend bekannt und vielfach durch experimentelle Arbeiten exakt bestimmt worden ist, sind der wünschenswerte Tagesbedarf nahezu aller Bau- und Betriebsstoffe, sowie deren physiologische Reglungsbereiche bei Frühgeborenen nur sehr unvollkommen erforscht [4, 36, 37, 55–58]. Experimentell gewonnene Daten über die Größe der Stoffwechselumsätze im Mutterleib während dieses Lebensabschnittes oder vergleichsweise Daten von Frühgeburten liegen kaum vor [2, 60–62]. Jede Form der Frühgeborenenernährung muß sich daher vorerst hinsichtlich der Zufuhr der Bau- und Betriebsstoffe an Bedarfszahlen anlehnen, die für Neugeborene und ältere Kinder klinisch und experimentell ermittelt wurden [3, 8, 9, 21, 23, 24, 30, 31, 33, 53, 55–58, 60, 61, 63, 65, 69].

Die Probleme bei der oralen Ernährung von Frühgeborenen besonders in den ersten Lebenstagen und -wochen sind allgemein bekannt. Bedenkt man, daß die Ernährung in diesem Lebensabschnitt unter physiologischen Bedingungen noch über die Nabelvene via Placenta erfolgt, so bietet sich der Versuch einer künstlichen parenteralen Ernährung als möglicherweise geeignetste Form der Nahrungszufuhr an [9, 19].

Es sollte überprüft werden, in welchem Umfang die physiologische Stoffwechselanabolie des Frühgeborenen durch eine vollständige parenterale Ernährung erreicht werden kann. Die Indikation zur parenteralen Ernährung wurde aufgrund klinischer Parameter der Unreife gestellt.

10 männliche Frühgeborene mit einem durchschnittlichen Körpergewicht von 1620 g (1000–2050 g) ohne nachweisbare Organ- oder Enzymdefekte wurden 9–13 Tage vollständig parenteral ernährt. 3 dieser Kinder verstarben in den ersten 6 Lebenstagen, ohne daß sich aus der klinischen Beobachtung, den Stoffwechseluntersuchungen und der makroskopischen und mikroskopischen Autopsie irgendwelche Anhaltspunkte für einen Zusammenhang mit der parenteralen Ernährung ergaben. Die parenterale Ernährung wurde stets zwischen der 12. und 24. Stunde post partum begonnen. Die verwendeten Infusionslösungen (Tab. 1) wurden gleichzeitig mittels Parallelschaltung und kontinuierlich über 24 Std über eine Nabel- oder Kopfvene zugeführt. Lokale Komplikationen wurden nicht beobachtet.

Alle Kinder wurden auf einer speziellen intensiv bepflegten Frühgeborenenabteilung in Inkubatoren betreut. Vor Beginn der parenteralen Ernährung, an jedem Infusionstag und an mehreren Nachtagen, bestimmten wir das Körpergewicht, das Blut-pH, sowie den Gesamtstickstoff, Harnstickstoff, α-Aminostickstoff [50] und Kreatinin im 24-Stunden-Sammelurin.

Tabelle 1. Infusionsplan für ein frühgeborenes männliches Kind mit einem Körpergewicht von 1500 g

Infusion	ml/die
Aminofusin LGX	95
Lipofundin S 10 %	36
Laevuloselsg. 10 %	118

Gleichzeitig wurde stets vor der ersten Infusion, an mehreren Infusions- und Nachtagen der Harnstoffstickstoff, die Elektrolyte und freien Aminosäuren im Serum [28, 34, 48, 66], sowie der Gesamtstickstoff des Stuhls gemessen.

Die experimentell vertretbare Flüssigkeitszufuhr beim Frühgeborenen wird mit 40–240 ml pro kg KG und Tag angegeben [3, 4, 8, 36, 37, 56]. Wir sahen unter einer täglichen Flüssigkeitszufuhr von 164 ml pro kg KG eine tägliche Urinausscheidung von 102 ml pro kg KG. Rechnet man zusätzlich etwa 50 ml Wasserverlust durch die Perspiratio insensibilis im Inkubator [49] und mit dem Stuhl, so bleibt ein Rest von etwa 12 ml Wasser. Dieser Wert steht in guter Relation zur erzielten täglichen Stickstoffretention, worauf später noch näher eingegangen wird.

Besonders uneinheitlich sind die Meinungen über die wünschenswerten Elektrolytzufuhren bei Frühgeborenen [21, 30, 49]. Da in den ersten Lebens-

Tabelle 2

Nährstoffe	Empfehlungen Neugeborene/	Intravenöse Zufuhr bei 10 Frühgeborenen/ kg/Tag
Wasser	150 ml	164 ml
Natrium	2,0 mval	2,2 mval
Kalium	1,5 mval	3,0 mval
Magnesium	2,5 mval	0,3 mval
Calcium	5,4 mval	
Chlor	4,2 mval	2,7 mval
Phosphat	7,0 mval	9,5 mval
Kalorien	115 kcal	90 kcal
Protein	2,5 g	3,0 g

tagen bei guter Diurese mit Elektrolytverlusten im Urin vielfach konstante Serumelektrolytwerte beobachtet wurden [1, 30, 53, 67, 70], empfehlen mehrere Autoren [30, 53], bei Infusionen in den ersten Lebenstagen keine Elektrolyte oder nur kleinere Mengen NaCl mitzuinfundieren. Wir sahen unter einer täglichen Infusion (Tab. 2) von 2,2 mval Natrium, 3,0 mval Kalium, 0,3 mval Magnesium und 2,7 mval Chlor pro kg KG im Rahmen der vollständigen parenteralen Ernährung im Normbereich liegende Serumelektrolytwerte. Die Elektrolytzufuhr sollte stets in Abhängigkeit von den aktuellen Serumwerten und dem Gesamtstoffwechsel erfolgen. Bei längerfristigen parenteralen Ernährungen ist die Zufuhr von Calcium, Phosphor, den Spurenelementen und Vitaminen unerläßlich [17, 69].

Die bei Frühgeborenen vielfach beobachtete gute Toleranz gegenüber relativ großen Flüssigkeitsmengen ermöglicht bei der parenteralen Ernährung eine weitgehende Deckung des wünschenswerten Energiequotienten von 100–120 kcal pro kg KG [9, 17, 23, 24, 57, 69]. Dieser Wert entspricht etwa dem doppelten Grundumsatz von Frühgeborenen [52]. Wir infundierten in der 9–13tägigen Periode vollständiger parenteraler Ernährung unseren Frühgeborenen täglich 90 kcal pro kg KG und zwar 73% derselben als Kohlenhydrate und Zuckeralkohole, sowie 24% als Fette. Aus der katabolen Metabolisierung von Aminosäuren ergeben sich in unserem Ernährungsexperiment 3 kcal pro kg KG, das sind 3% der Gesamtkalorienzufuhr. Damit weicht die Relation der Kalorienträger bei der parenteralen Ernährung deutlich von der der Muttermilch ab und entspricht etwa der Verteilung der Kalorienträger in der Erwachsenennahrung.

Die Eliminationsgeschwindigkeiten der Polyole Sorbit und Xylit aus dem Blut unterscheiden sich bei Frühgeborenen und Erwachsenen nicht [5, 68]. Ihre Verwendung in Aminosäurelösungen bietet sich somit auch in der parenteralen Ernährung Frühgeborener an [22, 26, 27, 41, 45, 46, 51, 59].

Über gute Erfahrungen mit der parenteralen Applikation von Fettemulsionen bei jungen Säuglingen wird seit Jahren berichtet [47, 55–57]. Dabei braucht unter Beachtung der Kontraindikationen heute kaum noch mit schweren Nebenwirkungen gerechnet werden [47, 55–57]. Es werden Tageszufuhren von 2–4 g, maximal 5 g Fett pro kg KG empfohlen [55, 57]. Wir infundierten unseren Kindern während der 9–13tägigen Periode vollständiger parenteraler Ernährung tägl. 3,4 g Fett pro kg KG in Form der 10%igen Sojabohnenölemulsion, Lipofundin S, ohne Komplikationen. Die Fettemulsionen sind im Rahmen der parenteralen Ernährung nicht nur unentbehrliche Kalorienträger, die in ihnen enthaltene Linolensäure ist ein essentieller Nahrungsfaktor [13, 29].

Bei parenteralen Ernährungsversuchen an jungen Säuglingen konnte eine deutlich eiweißsparende Wirkung der Fettemulsionen beobachtet werden [55–57]. Als Ausdruck einer überwiegenden Stoffwechselanabolie lassen sich auch die unter Fettemulsionen beobachtenten absinkenden

Serumkonzentrationen von Kalium und Calcium, welche trotz unveränderter Elektrolytausscheidung im Urin erfolgen, am ehesten deuten [57].

Geht man einerseits von einem für reife Neugeborene geschätzten Eiweißminimalbedarf von 2–2,5 g pro kg KG aus [31, 60–61] (Abb. 1) und beachtet andererseits die Änderung des relativen Eiweißbedarfs pro kg Körpergewicht in den ersten Lebenswochen, erscheint die von uns in Anlehnung an Literaturangaben [9, 17, 23, 24, 55–58, 69] gewählte Tagesstickstoffzufuhr von 0,5 g pro kg KG im unteren Normbereich gelegen. Die

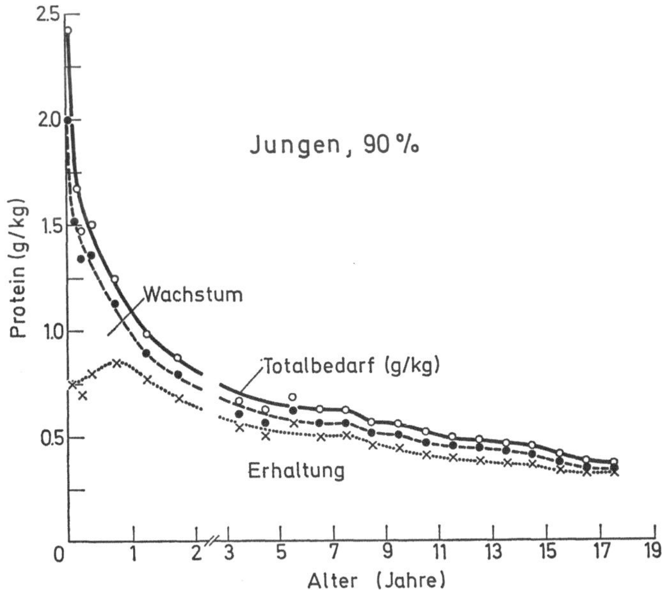

Abb. 1. Abschätzung des Eiweißminimalbedarfs nach Hegsted [31]

verwandte Aminosäurelösung enthält alle essentiellen Aminosäuren etwa in Relation des FAO-Reference Protein und jede etwa in Höhe des einfachen „Safe Intake“ nach Rose [54] pro Liter, außerdem 100 mg% L-Histidin, 300 mg% L-Arginin sowie die nicht essentiellen Aminosäuren L-Alanin (510 mg%), L-Glutaminsäure (800 mg%), Glycin (600 mg%) und L-Prolin (770 mg%) [14–16, 34]. Der Quotient essentieller α-Aminostickstoff zu nicht essentiellem α-Aminostickstoff betrug 0,25. Die Aminosäuretageszufuhr wurde stets so gewählt, daß alle essentiellen Aminosäuren und Histidin mindestens in Höhe der Minimalwerte nach Snyderman und Holt [33, 63, 65] zugeführt wurden.

Wir registrierten bei allen Kindern an allen Tagen der parenteralen Ernährung positive Stickstoffbilanzen von durchschnittlich 0,3 g N pro kg KG und Tag. Das bedeutet eine tägliche Stickstoffretention von 61% der

Zufuhr. Die Gesamtstickstoffausscheidung liegt mit durchschnittlich 0,2 g N pro kg KG und Tag nur geringgradig über der endogenen Stickstoffausscheidung im Tagesurin [31]. Der Stickstoffgehalt im Urin erweist sich während der parenteralen Ernährung analytisch fast ausschließlich als Harnstoffstickstoff. Die α-Aminostickstoffausscheidung im Tagesurin ist gleichzeitig mit 14 mg pro kg KG im Normbereich gelegen [55–58, 60–61]. Bei Stichproben liegen die Serumharnstoffwerte während der parenteralen Ernährungsperiode im oberen Normbereich.

Die Clearancewerte der meisten Bausteinaminosäuren sind beim Frühgeborenen bekannt [60–61]; sie liegen durchschnittlich eindeutig über den Werten Erwachsener [25]. Eine echte Speicherung von Aminosäuren erscheint somit auch beim Frühgeborenen ausgeschlossen. Unter Berücksichtigung der mitgeteilten Meßwerte und theoretischer Überlegungen darf angenommen werden, daß der retinierte Stickstoff zur Proteinsynthese verwandt wird.

Aus der während der parenteralen Ernährung erreichten durchschnittlichen Stickstoffretention von 0,3 g pro kg KG läßt sich überschlagsmäßig (0,3 × 6,25 × 6) ein täglicher Gewichtsgewinn von 11 g pro kg KG errechnen. Die in unserem Ernährungsexperiment gemessene tägliche Gewichtszunahme beträgt durchschnittlich 8 g pro kg KG. Bei Berücksichtigung ausgeprägter konataler Ödeme, besonders bei einem Frühgeborenen stimmt dieser Wert gut mit dem theoretischen Wert überein. Auch die anfangs beschriebene tägliche Wasserretention von durchschnittlich ca. 12 ml pro kg KG ordnet sich in der Größenordnung befriedigend zu diesen Werten.

In Abbildung 2 sind die täglichen Gewichtsveränderungen und Stickstoffbilanzen jedes einzelnen Kindes unter der vollständigen parenteralen Ernährung additiv dargestellt. Die dabei erkennbaren unterschiedlichen Relationen von Stickstoffretention und Gewichtsgewinn dürften vorwiegend durch die Labilität des Wasserhaushaltes in diesem Lebensalter [31] verursacht sein. Das erste Kind in Abbildung 2 war bei der Geburt hydrophisch. Unter der vollständigen parenteralen Ernährung kam es kontinuierlich zu einer vollständigen Rückbildung der Ödeme. Die ausbleibende Gewichtszunahme trotz konstanter Stickstoffretention ist bei diesem Kinde möglicherweise durch eine Verlagerung von überschüssiger Flüssigkeit aus dem Extracellulär- in den Intracellulärraum bei Proteinsynthese bedingt. Aus der Grafik läßt sich bei dem ersten Kind zum Zeitpunkt der Geburt ein überschüssiger Flüssigkeitsbestand von etwa 90 ml abschätzen.

Bei kontrollierten Ernährungsversuchen sollten stets neben der summarischen Erfassung des Proteinstoffwechsels durch die Stickstoffbilanz zumindest einige Parameter des Stoffwechsels jeder einzelnen Aminosäure erfaßt werden [16, 25, 42, 44]. Wir bestimmten daher bei den Frühgeborenen unserer Ernährungsstudie die Konzentration der freien Aminosäuren im Serum und Urin vor, während und nach der vollständigen parenteralen Ernährung. Die Physiologie der Aminoacidurie Frühgeborener [60–61] ist heute aureichend erforscht, um pathologische Befunde sicher erkennen zu können. Hingegen verfügen wir über keine aureichend gesicherten Normwerte der Aminosäureserumkonzentration von Frühgeborenen. Da die Aminosäurekonzentration im unmittelbar postnatal gewonnenen Nabelvenenblut z. T. erheblich von den Aminosäurekonzentrationen im Serum

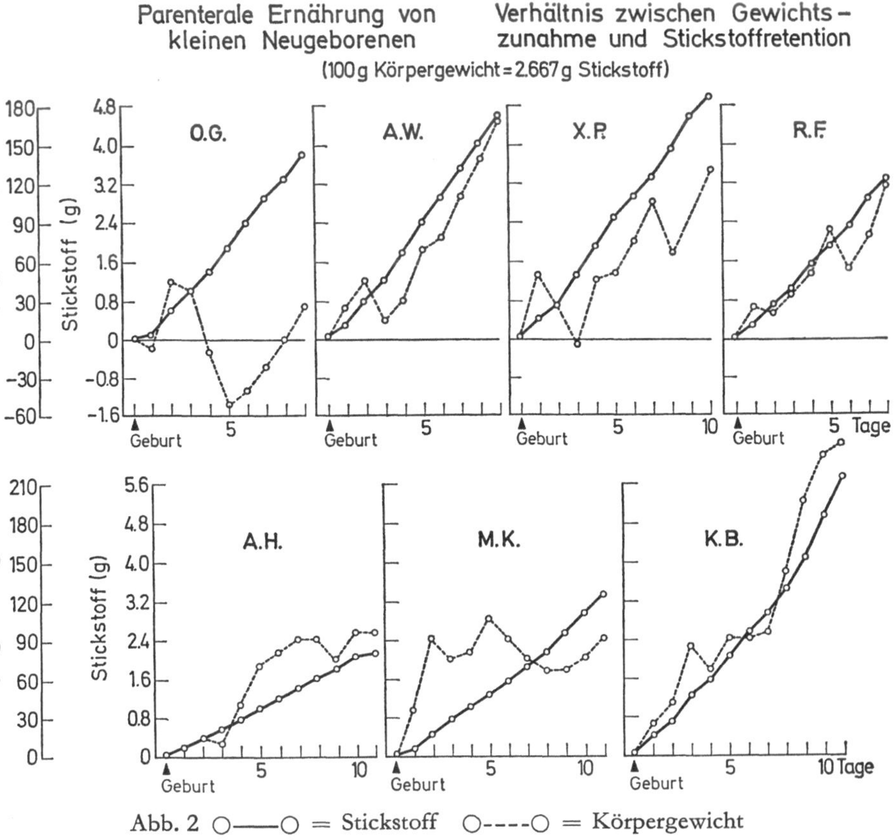

Abb. 2 O——O = Stickstoff O----O = Körpergewicht

reifer Neugeborener unter einer adäquaten oralen Ernährung abweichen, ergeben sich in der Beurteilung von Aminosäurekonzentrationen im Serum Frühgeborener erhebliche Probleme.

Wir haben als vorläufige Basis zur Beurteilung der von uns bei den Frühgeborenen gemessenen Aminosäureserumkonzentiationen auf Ergebnisse von Snyderman u. Mitarb. [64] zurückgegriffen, die an 29 6 Monate alten Kindern unter oraler Ernährung mit einer standardisierten Formular-Diät von 3-3,5 g Protein pro kg KG und Tag ermittelt wurden („Normbereich“, bzw. „Normwerte"). Unter dieser Diät wurden positive Stickstoffbilanzen und gutes Gedeihen beobachtet. Die im unmittelbar postnatal gewonnenen Nabelvenenblut gemessenen Aminosäurekonzentrationen [2, 60, 62] sind hingegen wahrscheinlich durch das Geburtstrauma und die überwiegende Stoffwechselkatabolie während der Geburt mitgestaltet.

Weiter erschwert wird die Deutung der Aminosäureserumkonzentrationen, die während der 9–13tägigen Periode parenteraler Ernährung gemessen wurden, da hier die Blutentnahmen während der kontinuierlich intravenös einfließenden Infusion durchgeführt wurden. Der zusätzliche Vergleich mit Ergebnissen paralleler Ernährungsversuche an Erwachsenen [16, 42–44] im Fließgleichgewicht unter kontinuierlicher Infusion derselben Aminosäurelösung erlaubt u. E. dennoch eine vorsichtige Wertung unserer Daten.

Die Serumkonzentrationen von L-Threonin, L-Methionin, L-Valin, L-Isoleucin, L-Leucin und L-Phenylalanin liegen 6–18 Std post partum nach vollständiger Nahrungskarenz deutlich unter, die Serumkonzentrationen von L-Lysin und L-Histidin deutlich über den zugeordneten „Normwerten". Die deutliche Erhöhung des Lysin-Valin-Quotienten [40] und der parallele Anstieg der Histidin-Serumkonzentration dürften Ausdruck einer erheblichen Proteinkatabolie zu diesem Zeitpunkt sein. Bei Frühgeborenen sollte daher schon in den ersten Lebensstunden mit einer Ernährung begonnen werden.

Mit Ausnahme von L-Methionin erreichen alle in der parenteralen Ernährungsperiode registrierten Konzentrationsänderungen jeder freien Serumaminosäure bereits 24 Std nach Beginn der Infusion maximale Werte. Diese bleiben während der gesamten 9–13tägigen Infusionsdauer konstant erhalten. 24 Std nach Beendigung der parenteralen Ernährung sind die Serumkonzentrationen aller Aminosäuren etwa im „Normbereich" gelegen.

Während der kontinuierlichen parenteralen Ernährung beobachten wir gegenüber den „Normwerten" unveränderte Serumkonzentrationen von L-Leucin, L-Isoleucin, L-Lysin (Abb. 3) sowie L-Asparaginsäure und L-Cystin (Abb. 5). Gleichzeitig sind die Serumkonzentrationen von L-Histidin, L-Arginin (Abb. 4), sowie L-Alanin (3,75 mg%) im oberen „Normbereich", bzw. geringfügig darüber gelegen. Eine befriedigende relative und absolute Deckung des Bedarfs an diesen 8 Bausteinaminosäuren darf angenommen werden.

Hingegen registrierten wir in der Periode vollständiger parenteraler Ernährung gegenüber den „Normwerten" deutlich erniedrigte Serumkonzentrationen von L-Threonin und L-Valin (Abb. 3); eine relativ zu geringe Zufuhr an diesen Aminosäuren erscheint möglich. Der Einfluß kontrollierter Korrekturen in der Zufuhr dieser Aminosäuren auf den Proteinstoffwechsel wird z. Z. überprüft.

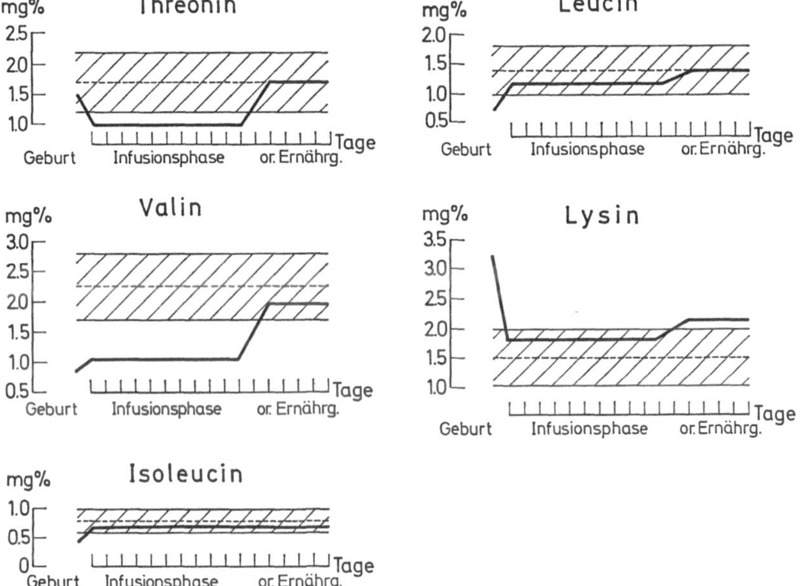

Abb. 3. Aminosäurekonzentration im Serum Frühgeborener unter Infusion von 62 ml Aminofusin LGX/kg KG/Tag (= 0,5 g Stickstoff/kg KG/Tag). Mittelwert: Mittelwert und Standardabweichungen bei 29 normalen Neugeborenen, ernährt mit einer Standardmilchdiät mit 3–3,5 g Protein/kg/Tag. (Entnommen einer Untersuchung von E. S. SNYDERMAN *et al.*, Pediat. Res. **2**, 131 (1968)

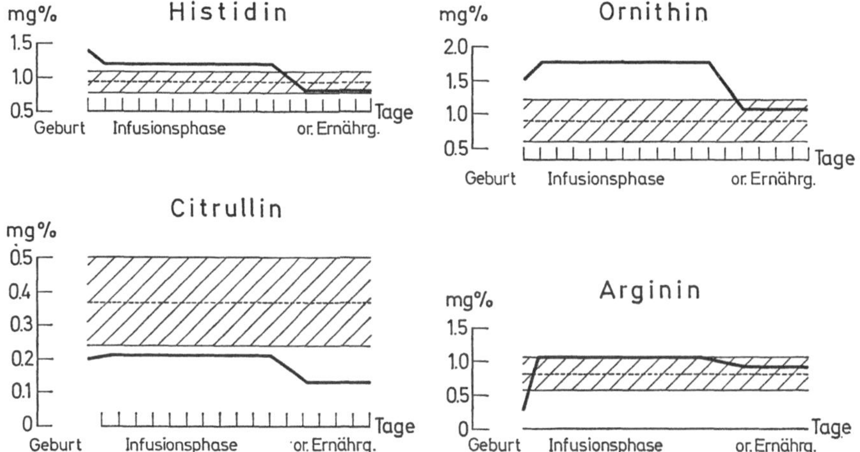

Abb. 4. Aminosäurekonzentration im Serum Frühgeborener unter Infusion von 62 ml Aminofusin LGX/kg KG/Tag (= 0,5 g Stickstoff/kg KG/Tag). Mittelwert und Standardabweichungen bei 29 normalen Neugeborenen, ernährt mit einer Standardmilchdiät mit 3–3,5 g Protein/kg/Tag. (Entnommen einer Untersuchung von E. S. SNYDERMAN *et al.*, Pediat. Res. **2**, 131 (1968)

Die Serumkonzentration von L-Methionin (Abb. 5) steigt in den ersten 2 Infusionstagen erheblich an, danach wird der Methionin-Serumspiegel trotz unveränderter und kontinuierlich fortgeführter Infusion bis zum 10. Infusionstag – möglicherweise durch Reifung der L-Methionin aktivierenden Enzymsysteme [10, 39] – „normalisiert". Während der gesamten Beobachtungszeit ist die Cystin-Serumkonzentration dabei im „Normbereich" gelegen. Die Stickstoffretention erfolgt unabhängig von der Höhe des Me-

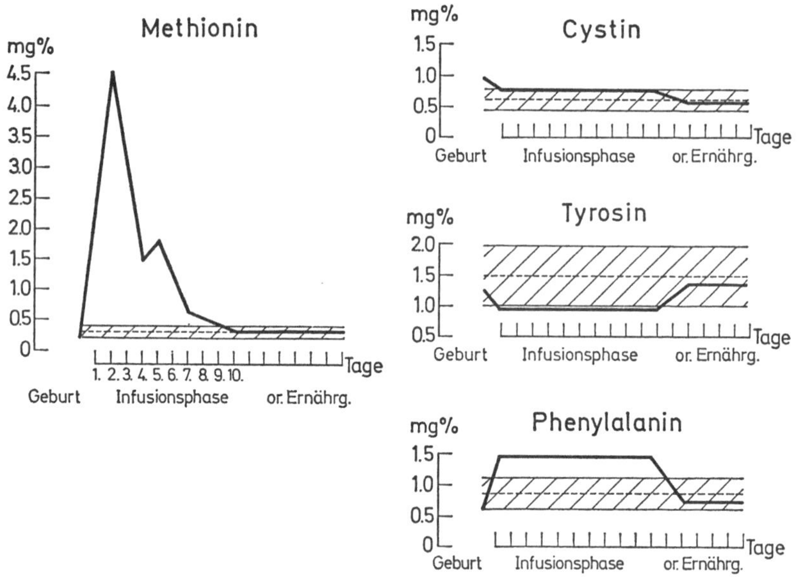

Abb. 5. Aminosäurekonzentration im Serum Frühgeborener unter Infusion von 62 ml Aminofusin LGX/kg KG/Tag (= 0,5 g Stickstoff/kg KG/Tag). Mittelwert: Mittelwert und Standardabweichungen bei 29 normalen Neugeborenen, ernährt mit einer Standardmilchdiät mit 3–3,5 g Protein/kg/Tag. (Entnommen einer Untersuchung von E. S. SNYDERMAN *et al.*, Pediat. Res. **2**, 131 (1968)

thionin-Serumspiegels. Dennoch haben wir, unter Berücksichtigung mehrfach mitgeteilter ungünstiger Erfahrungen bei erhöhten Methionin-Serumkonzentrationen [10, 25, 39, 60], in einer 2. jetzt laufenden Ernährungsstudie Frühgeborener, die Methionin-Tageszufuhr entscheidend reduziert.

Der deutliche Anstieg der Serumkonzentration von L-Phenylalanin und der parallele Abfall der Serumkonzentration von L-Tyrosin (Abb. 5) überrascht bei der bekannten Unreife des Tyrosin-Oxydasesystems nicht. Die optimale Relation zwischen Phenylalanin- und Tyrosin-Zufuhr in Aminosäurelösungen kann nur durch weitere Ernährungsexperimente bestimmt werden.

Während der parenteralen Ernährung sind die Serumkonzentrationen von Glycin, L-Prolin, sowie trotz völlig fehlender Zufuhr auch von L-Serin deutlich erhöht (Abb. 6). Der Anstieg der Serin-Konzentration kann auf einen direkten metabolischen Weg vom Glycin bezogen werden, und es ist anzunehmen, daß die Synthese von L-Serin unter Infusion einer

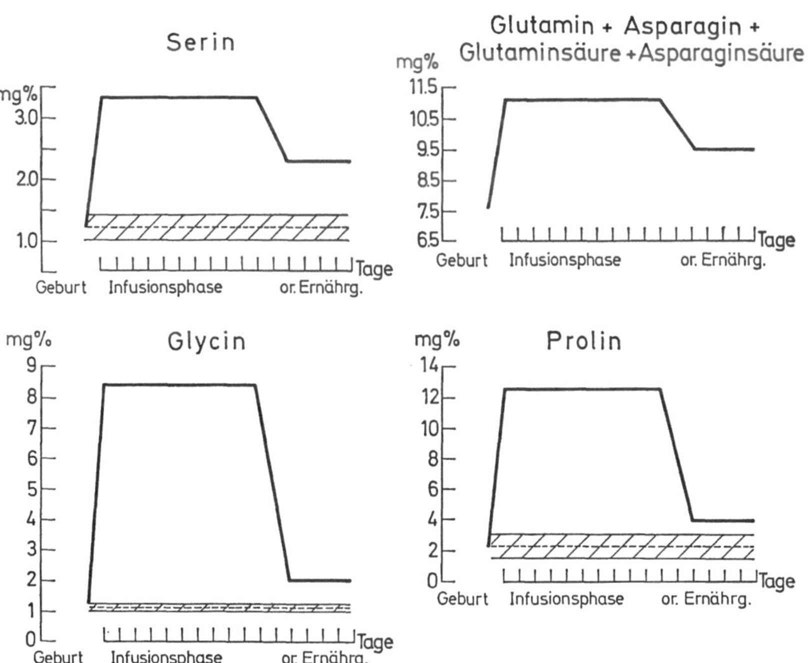

Abb. 6. Aminosäurekonzentration im Serum Frühgeborener unter Infusion von 62 ml Aminofusin LGX/kg KG/Tag (=0,5 g Stickstoff/kg KG/Tag). Mittelwert: Mittelwert und Standardabweichungen bei 29 normalen Neugeborenen, ernährt mit einer Standardmilchdiät mit 3–3,5 g Protein/kg/Tag. (Entnommen einer Untersuchung von E. S. SNYDERMAN *et al.*, Pediat. Res. **2**, 131 (1968)

größeren Mengen Glycin enthaltenden Aminosäurelösung überschießend erfolgt [16]. Auf eine Zufuhr von L-Serin sollte bei einer Glycin-Zufuhr von mehr als 200 mg pro kg KG und Tag verzichtet werden.

Bei der von uns in vorangegangenen Ernährungsversuchen Erwachsener nachgewiesenen relativ langsamen Glycinumsatzrate [14–16, 34] von maximal ca. 200 mg Glycin pro kg KG und Tag, überrascht der Anstieg der Glycin-Serumkonzentration bei den Frühgeborenen unter einer Zufuhr von 390 mg pro kg KG und Tag nicht. Mit einer hinsichtlich des Stickstoffgehaltes identischen Muttermilchernährung wären vergleichsweise nur ca. 65 mg Glycin pro kg KG und Tag zugeführt worden. Die von uns in der parenteralen Ernährungsperiode bei den Frühgeborenen registrierten Glycin-Serumkonzentrationen liegen etwa im Bereich der von SCHMIDT [58] unter Infusion von Aminosteril KE päd gemessenen Werte. Die in der Infusionsperiode erhöhten Glycinserumkonzentrationen müssen als Folge einer absolut überhöhten Zufuhr von Glycin gedeutet werden. Kontrollierte Korrekturen in der Glycinzufuhr sind unerläßlich. Richtpunkt sollte hierbei die von uns mitgeteilte Glycinumsatzrate Erwachsener sein.

Direkte Rückschlüsse auf die Deckung des Prolinbedarfs sind allein aufgrund der Prolinserumkonzentrationen nicht möglich. So beobachteten wir in parallelen Ernährungsversuchen Erwachsener unter Infusion Prolin-freier Aminosäurelösungen bei Messung unter einfließender Infusion konstante, bei Messung 12–16 Std post Infusionem hingegen signifikant abgesunkene Prolinserumkonzentrationen und ungünstige Stickstoffbilanzen. Bei Zugabe von L-Prolin mit einem Optimum bei ca. 8 g L-Prolin pro „Safe Intake“ [54] jeder essentiellen Aminosäure, registrierten wir 12–16 Std post infusionem im Normbereich gelegene Serumkonzentration von L-Prolin und signifikant günstigere Stickstoffbilanzen. Gleichzeitig registrierten wir nun bei Messung unter einfließender Infusion signifikant erhöhte Prolinserumkonzentrationen. Diese Bezugswerte Erwachsener sind ca. 50% unter denen unserer Frühgeborenen gelegen. Parallel zu dieser erheblichen Erhöhung der Prolin-Serumkonzentration steigt bei den Frühgeborenen auch die Hydroxyprolinkonzentration im Serum in einen eben meßbaren Bereich an. Auf Grund dieser Beobachtungen, sowie Literaturangaben [14–16, 60] darf angenommen werden, daß der Umsatz von L-Prolin wahrscheinlich durch Mangel an Pyrrolin-5-Carboxylatreductase und oder Pyrrolin-5-Carboxylatdehydrogenase – bei Frühgeborenen verzögert erfolgt. Eine kontrollierte Reduktion der Prolinzufuhr muß angestrebt werden.

Die Höhe der Ausscheidung jeder einzelnen Aminosäure im Urin entspricht mit Ausnahme von L-Prolin, Glycin und in den ersten Infusionstagen L-Methionin den aufgrund der individuellen Clearance erwarteten Werten. Für L-Prolin, Glycin und in den ersten Infusionstagen auch L-Methionin muß aufgrund der gemessenen Tagesmengen ein Überschreiten der maximalen tubulären Rückresorption angenommen werden.

Die in dieser Ernährungsstudie mitgeteilten Daten und Überlegungen zeigen, wie gering unser heutiges Wissen über die Ernährungsphysiologie im Frühgeborenenalter ist. Keine Form der Frühgeborenennahrung ist heute auch nur ausreichend als adäquat bewiesen. Welche Stoffwechselprozesse unter ihren Zufuhren auftreten, ist nahezu unbekannt. Auch in der parenteralen Ernährung Frühgeborener bleiben viele Probleme ungelöst. Dennoch sollte aufgrund der von zahlreichen Autoren [9, 17–19, 22–24, 38, 55–58, 69] mitgeteilten ermutigenden Erfahrungen, auch in Grenzfällen auf sie zurückgegriffen werden. In unserem parenteralen Ernährungsexperiment wurde bei einer Tageszufuhr von 0,5 g Stickstoff pro kg KG täglich 0,3 g Stickstoff retiniert und, wie u. a. die Gewichtskurve zeigt, anabol metabolisiert. Die tägliche Stickstoffausscheidung war mit 0,2 g pro kg KG nur um ca. 70 mg über der täglichen endogenen Stickstoffausscheidung gelegen. Unter optimaler Zufuhr aller Bau- und Betriebsstoffe wäre somit in unserem Experiment maximal eine Steigerung der Stickstoffretention von ca. 20% (= ca. 2,6 g Gewebe) möglich gewesen. Mit diesen Werten wird die Differenz zwischen dem jetzt Erreichbaren und dem im Idealfall Möglichen klarer erkennbar.

Literatur

1. Ambrus, C. M., Weintraub, D. H., Ambrus, J. C.: Pediatrics **38**, 231 (1966).
2. Andrews, B. F., Bruton, O. C., de Baare, L.: J. Pediat. **60**, 201 (1962).
3. Auld, P. A., Bhanganananda, M. P., Mehta, S.: Pediatrics **37**, 592 (1966).
4. Bachmann, K. D.: In: Willi, H., Symposium über die Ernährung der Frühgeborenen. Basel: Karger 1965.
5. Bässler, K. H., Unbehaun, V., Prellwitz, W.: Biochem. Z. **336**, 35 (1962).
6. Bansi, H. W., Dolif, D., Jürgens, P.: In: Fortschritte der parenteralen Ernährung. Lochham bei München: Pallas Verlag 1967.
7. — Jürgens, P., Müller, G., Rostin, M.: Anaesthesiologie und Wiederbelebung **6**, 1 (1966).
8. Blunck, W., Schäfer, K. H., Zippel. J.: Mschr. Kinderheilk. **114**, 8 (1966).
9. Børresen, H. C., Coran, A. G., Knutrud, O.: In: Berg, G., Fortschritte der parenteralen Ernährung. Stuttgart: Georg Thieme 1970.
10. Chase, H. P., Volpe, J. J., Laster, L.: J. clin. Invest. **47**, 2099 (1968).
11. Coats, D.: Anaesthesiologie und Wiederbelebung **6**, 142 (1966).
12. — In: Fortschritte der parenteralen Ernährung. Lochham bei München: Pallas Verlag 1967.
13. — Z. Ernährungsw. **9**, 401 (1969).
14. Dolif, D., Jürgens, P.: Verh. dtsch. Ges. inn. Med. **74**, 967 (1968).
15. — In: Berg, G., Fortschritte der parenteralen Ernährung. Stuttgart: Georg Thieme 1970.
16. — Zschr. für Ernährungsforsch. Suppl. **10**, 24 (1971).
17. Dudrick, S. J., Long, J. M., Steiger, E., Rhoads, J. E.: Med. Clin. N. Amer. **54**, 577 (1970).
18. Dudrick, S. J., Wilmore, D. W., Vars, H. M., Rhoads, J. E.: Surgery **64**, 134 (1968).
19. — Ann. Surg. **169**, 974 (1969).
20. Empfehlungen zur kompletten parenteralen Ernährung. (Unter Mitarbeit zahlreicher Autoren.) Med. u. Ernähr. **9**, 217 (1968).
21. Empfehlungen zur parenteralen Ernährung. (Unter Mitarbeit zahlreicher Autoren.) Med. u. Ernähr. **11**, 201 (1970).
22. Erdmann, G.: Klin. Wschr. **38**, 1002 (1960).
23. — Anaesthesiologie und Wiederbelebung 6, 114 (1966).
24. — In: Berg, G., Fortschritte der parenteralen Ernährung. Stuttgart: Georg Thieme 1970.
25. Greenstein, J. P., Winitz, M.: Chemistry of Amino Acids. John Wiley & Sons, New York and London, 1961.

26. Griem, W., Lang, K.: Klin. Wschr. **38**, 336 und 951 (1960).
27. — Klin. Wschr. **40**, 801 (1962).
28. Hamilton, P. B., van Slyke, D. D.: J. biol. Chem. **150**, 231 (1943).
29. Hansen, A. E., Wiese, R. F., Boelsche, A. N., Hoggard, M. E., Adam, D.-H. D., Davis, H.: Pediatrics **31**, 171 (1963).
30. Hartmann, G.: Mschr. Kinderheilk. **116**, 578 (1968).
31. Hegsted, D. M.: In: Munro, H. N., Mammalian Protein Metabolism. II. New York and London: Academic Press 1964.
32. Heller, L.: In: Fortschritte der parenteralen Ernährung. Lochham bei München: Pallas Verlag 1967.
33. Holt, L. E., György, P., Pratt, E. L., Snydermann, S. E., Wallace, W. M.: Protein and Amino Acid Requirements in Early Life. New York: University Press 1960.
34. Jürgens, P., Dolif, D.: Klin. Wschr. **46**, 131 (1968).
35. — In: Berg, G., Fortschritte der parenteralen Ernährung. Stuttgart: Georg Thieme 1970.
36. Keuth, U.: In: Willi, H., Symposion über die Ernährung der Frühgeborenen. Basel: Karger 1965.
37. — Dtsch. med. Wschr. **92**, 248 (1967).
38. Kirchmair, H., Heine, W.: In: Fortschritte der parenteralen Ernährung. Lochham bei München: Pallas Verlag 1967.
39. Komrower, G. M., Robins, A. J.: Arch. Dis. Childh. **44**, 418 (1969).
40. Kraut, H., Zimmermann-Telchow, H.: Nutr. et Dieta (Basel) **4**, 22 (1962).
41. Lang, K.: Med. u. Ernähr. **4**, 45 (1963).
42. Longenecker, J. B.: In: Albanese, A. A., Newer Methods of Nutritional Biochemistry I. New York and London: Academic Press 1965.
43. Longenecker, J. B., Hause, N. L.: Arch. Biochem. **84**, 46 (1959).
44. — Amer. J. clin Nutr. **9**, 356 (1961).
45. Mehnert, H.: Anaesthesiologie und Wiederbelebung **6**, 28 (1966).
46. Mehnert, M., Summa, J. D., Förster, H.: Klin. Wschr. **42**, 382 (1964).
47. Melichar, C. S.: In: Fortschritte der parenteralen Ernährung. Lochham bei München: Pallas Verlag 1967.
48. Moore, S., Stein, W. H.: J. biol. Chem. **211**, 893 (1954).
49. O'Brien, D., Hansen, J. D. L., Smith, C. A.: Pediatrics **13**, 126 (1954).
50. Pope, C. G., Stevens, M. F.: Biochem. J. **33**, 1070 (1939).
51. Prellwitz, W., Bässler, K. H.: Klin. Wschr. **41**, 196 (1963).
52. Reardon, H. S.: Pediatr. Clin. N. Amer. **6**, 181 (1959).
53. Rickham, P. P.: The Metabolic Response to Neonatal Surgery. Harvard, Cambridge: University Press Mass. 1957.
54. Rose, W. C.: Nutr. Abstr. Rev. **27**, 631 (1957).
55. Schmidt, G. W.: Mschr. Kinderheilk. **110**, 485 (1962).
56. — In: Handbuch der Kinderheilkunde, Bd. II. Berlin-Heidelberg-New York: Springer 1966.
57. — In: Fortschritte der parenteralen Ernährung. Lochham bei München: Pallas Verlag 1967.
58. — Fortschr. Med. **89**, 351 (1971).
59. Schramm, G.: Sorbit in der Medizin. Wissenschaftliche Berichte. Darmstadt: Merck 1963.
60. Schreier, K.: In: Handbuch der Kinderheilkunde, Bd. IV. Berlin-Heidelberg-New York: Springer 1965
61. — Ittensohn, R., Hans, U., Sievers, W.: Z. Kinderheilk. **79**, 165 (1957).
62. — Stieg, H.: Z. Kinderheilk. **68**, 563 (1950).

63. SNYDERMAN, S. E., HOLT, JR., L. E., DANCIS, J., ROITMAN, E., BOYER, A., BALLIS, M. E.: J. Nutr. **78**, 57 (1962).
64. — HOLT JR., L. E., NORTON, P. M., ROITMAN, E., PHANSALKAR, S. V.: Pediat. Res. **2**, 131 (1968).
65. — PROSE, P. H., HOLT, L. E.: J. Dis. Child. **98**, 459 (1959).
66. STEIN, W. H., MOORE, S.: J. biol. Chem. **211**, 915 (1954).
67. THALME, B.: Acta obstet. gynec. scand. **43**, 78 (1964).
68. TOUSSAINT, W.: Mschr. Kinderheilk. **117**, 262 (1969).
69. WILMORE, D. W., GROFF, D. B., BISHOP, H. C., DUDRICK, S. J.: J. pediat. Surg. **4**, 181 (1969).
70. YU, J. W., PAYNE, W., IFEKWÜNIGWE, A., STEVENS, J.: Arch. Dis. Childh. **40**, 516 (1965).

Klinische Probleme der Infusionstherapie bei kompletter parenteraler Ernährung von Frühgeborenen

Von **C. Panteliadis, D. Dolif, C. Hofert** und **P. Jürgens**

Wir führten einen Ernährungsversuch bei 10 männlichen stoffwechselgesunden Frühgeborenen mit einem Geburtsgewicht zwischen 1000 und 2050 g durch. Diese Kinder wurden über 4–13 Tage (im Durchschnitt 10 Tage) parenteral ernährt. Die Indikationen zur parenteralen Ernährung waren: Unreife und respiratorische Störungen nach der Geburt. Drei von den zehn Kindern starben während der Versuchsperiode aus von dem Ernährungsversuch unabhängigen Gründen (laut Sektionsprotokoll: zweimal hyaline Membranen, einmal Fruchtwasseraspiration). Mit der kompletten parenteralen Ernährung wurde erst nach Ausgleich der in allen Fällen vorhandenen Acidose begonnen. Bis zum Acidoseausgleich wurden nur Lävulose und Pufferlösungen infundiert. Etwa durchschnittlich 12 Std post partum begann dann das vollständige Infusionsprogramm.

Die Infusion lief anfangs über Nabelvenenkatheter und wurde baldmöglichst auf eine Kopf-, Arm- oder Fußvene umgesetzt. Eine Venaesectio war in keinem Fall erforderlich. Auch von den kleinsten Venen wurden die Infusionslösungen über 2–4 Tage gut vertragen. Zur antibiotischen Abschirmung wurde Totocillin (100–150 mg/kg KG) und um die Fettklärungsrate zu verbessern, Heparin (300 IE pro kg/Gewicht), gegeben.

Bei dieser relativ geringen Heparinmenge konnten Blutungen nicht erwartet werden und wurden auch nicht beobachtet.

Die Aminosäurelösung wurde in einer Mischspritze mit Hilfe eines Perfusors zusammen mit 10% Laevulose infundiert.

Die Fettemulsion wurde auf 4 Einzelgaben verteilt und innerhalb 15 min gesondert in den Infusionskatheter injiziert. Die Applikation des Heparins erfolgte ebenfalls 6stündlich direkt nach der Fettemulsion.

Die Blutentnahmen für die Bilanzuntersuchungen wurden bei laufender Infusion aus einer anderen Vene durchgeführt. Das Körpergewicht und der Säurebasenhaushalt wurden jeden Tag bestimmt. Der Urin wurde mit Hilfe eines Klebebeutels sorgfältig gesammelt.

Bei Ikterus über 10–12 mg% (je nach Gewicht des Kindes) wurde auf parenterale Fettgaben verzichtet. Während der Versuchsperiode wurden keinerlei Komplikationen registriert. Auffällige Ödemeinlagerungen wurden nicht beobachtet, im Gegenteil wurden vorhandene Neugeborenenödeme ausgeschwemmt. Nach Ablauf der Versuchszeit wurde die Ernährung ohne klinische Schwierigkeiten stufenweise auf orale Kost umgestellt. Es ist darauf hinzuweisen, daß unter der Aminosäureinfusion der Guthrie-Test infolge des eventuell leicht erhöhten Phenylalalinspiegels schwach positiv ausfallen kann.

Der Vorteil parenteral ernährter Frühgeborener gegenüber den konservativ Ernährten war die gute Gewichtszunahme bei ausreichend kalorischer Versogung.

Zusammenfassung

Zehn männliche stoffwechselgesunde Frühgeborene mit einem Geburtsgewicht von 1000–2050 g wurden über zehn Tage komplett parenteral ernährt. Die Indikation dazu waren: Unreife und respiratorische Störungen.

Das Infusionsprogramm begann erst nach Acidoseausgleich. Als Antibioticum gaben wir Totocillin, und um die Fettklärungsrate zu verbessern Heparin.

Die Infusionen wurden auch von den kleinsten Venen gut vertragen. Auffällige Ödemeinlagerungen wurden nicht beobachtet.

Literatur

1. Bachmann, K. D.: In: Willi, H., Symposion über die Ernährung der Frühgeborenen. Basel: Karger 1965.
2. Bässler, K. H., Toussaint, W., Stein, G.: Xylitverwertung bei Frühgeborenen, Säugl., Kindern u. Erwachsenen. Kinetik der Elimination aus dem Blut. Klin. Wschr. **44**, 212 (1966).
3. Børresen, H. C., Goran, A. G., Knutrud, O.: In: Berg, G., Fortschritte der parenteralen Ernährung. Stuttgart: Georg Thieme 1970.
4. Dudrick, S. J., Long, J. M., Steiger, E., Rhoads, J. E.: Med. Clin. N. Amer. **54**, 577 (1970).
5. Wilmore, D. W., *et al.*: Ann. Surg. **169**, 974 (1969).
6. Erdmann, G.: In: Kreislauf- und Stoffwechselprobleme bei Neugeborenen und Säuglingen, S. 98. Urban-Schwarzenberg 1968.
7. Ewerbeck, H.: Symposion über die Therapie lebensbedrohlicher Zustände bei Säuglingen und Kleinkindern, am 8.–9. 10. 1971 in Mainz.
8. Gidion, R. G., Fleischhauer, Sinios, A.: Z. Kinderheilk. **97**, 195 (1966).
9. Hartmann, G.: Mschr. Kinderheilk. **116**, 578 (1968).
10. Keuth, U.: Infusion und parenterale Ernährung des Neu- und Frühgeborenen. Pädiat. Fortbild. Prax. **7**, 383 (1968).
11. Internat. Symposion über Neonatale Intensivpflege bei Neugeborenen. Berlin (1970).
12. Melichar v., C. S.: Zur Frage der Fettemulsionen bei Neugeborenen. Lochham bei München: Pallas Verlag 125 (1967).
13. Reardon, H. S.: Pediatr. Clin. N. Amer. **6**, 181 (1959).
14. Rickham, P. P.: Der Chirurg **5**, 13 (1964).

15. Schmidt, G. W.: In Handbuch der Kinderheilkunde. Berlin-Heidelberg-New York: Springer 1966.
16. Snyderman, S. E., Holt jr., L. E., *et al.*: Pediat. Res. **2**, 131 (1968).
17. Wolf, H., v. Berg, W.: Indikationen für Fett- und Aminosäureninfusionen in der Pädiatrie. Mschr. Kinderheilk. **115**, 573 (1967).

Parenteral Feeding in Neonatal Surgery

By **H. C. Børresen, R. Bjordal** and **O. Knutrud**

Introduction

We have had a parenteral feeding program in routine use for surgical neonates for the last 3 years. The program is based on Aminofusin l-forte (PFRIMMER) and 20% Intralipid (Vitrum). We have shown that this feeding routine sustains normal growth even immediately after major surgery [1]. Furthermore, we have documented that this can be maintained routinely for several weeks by the use of peripheral veins only in most cases. Thus it is usually possible to avoid the hazardous practice of leaving infusion catheters inserted into the vena cava for prolonged periods of time.

Our routine program does, however, have shortcomings and room for improvement:

a) The commercial amino acid preparations do not contain the different components in the right proportions. Laborious mixing of the amino acid solution with carbohydrate solution, electrolyte solutions etc. is therefore necessary. This involves the possibility of contamination and errors. The work load on the nursing staff is too heavy. Consequently one hesitates to put a patient on the program, thus possibly depriving occasional patients of a metabolic advantage which they really need.

b) The amino acid mixture is probably not ideal. It does not contain cysteine, which may be essential for prematures due to deficient activity of cystathionase [5]. The absence of tyrosine is probably also undesirable [2]. Furthermore, Aminofusin contains an excess of nonessential nitrogen, the E/T ratio being as low as 1.5, while that of breast-milk protein is about 3.2. Normal growth involves synthesis of tissue protein with E/T ratio around 2.7. The excess of nonessential nitrogen in Aminofusin may be a disadvantage for prematures and patients with impaired renal function.

Possible improvements and simplifications

Vamin (Vitrum). The Swedish Vitrum company has recently introduced a new synthetic amino acid solution which appears promising from our point of view: It is relatively rich in essential amino acids, the E/T ratio being similar to that of breast-milk protein. The amount of nonessential

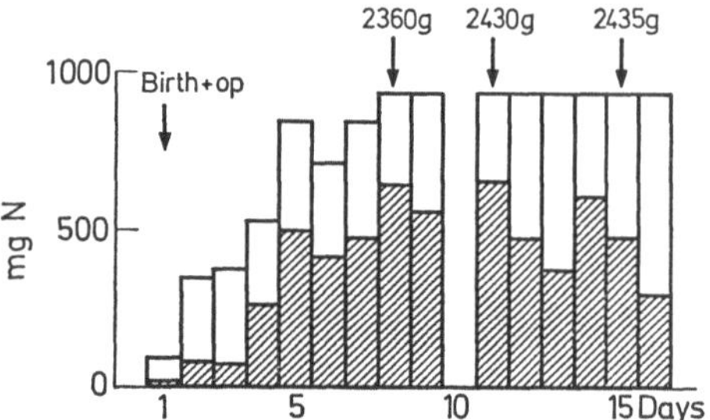

Fig. 1. Postoperative nitrogen balance. Male infant (O. S.). Birth weight 2430 g. Dx: Gastroschisis. Parenteral feeding based on Vamin and 20% Intralipid „Vitrum". Nutritional intakes attained values of 392 mg N, 100 kcal, 4,17 g fat, 2,5 meq K^+, 0,37 meq Mg^{++}, 2,7 meq Ca^{++}, and 1,67 mmoles phosphate, all per kg body weight per 24 h

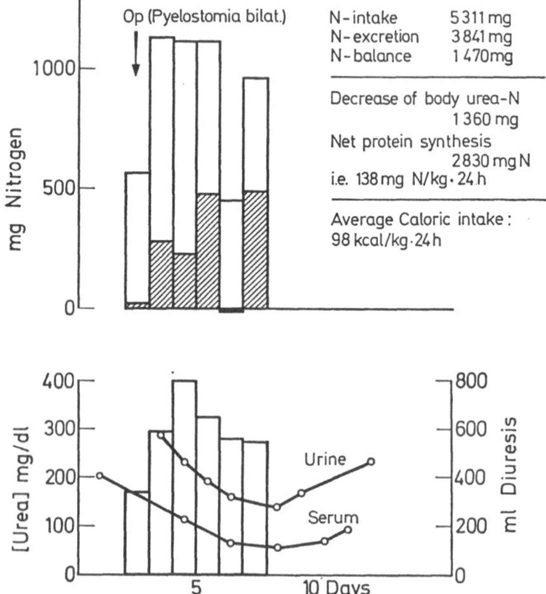

Fig. 2. Demonstration of positive nitrogen balance and falling serum urea during total intravenous feeding of uremic infant. Male infant (E. N.). Age 3 weeks. I. v. feeding program based on Vamin and 20% Intralipid „Vitrum". One kidney devoid of function, the other producing a high volume of low quality urine, due to kidney damage arising from urethral obstruction

nitrogen is thus likely to be rate-limiting for growht when Vamin is the source of amino acids, at least when the total nitrogen intake is small [4].

Figure 1 demonstrates a case where good positive balances of nitrogen were obtained postoperatively using a parenteral feeding program based on Vamin and Intralipid (Vitrum). As usual, however, the amino acid solution did not contain the right proportions and kinds of electrolytes, water, carbohydrates and vitamins. These were added in amounts indicated by our previous work to be optimal. The relative retentions of the different intracellular elements were adequately balanced. It is of interest to observe that the doubling of the E/T ratio compared to our routine program does not appear to alter the percentage of the administered nitrogen which is retained (50–60%) by metabolically normal infants.

There is theoretic support for the presumption that the high E/T ratio of Vamin is an advantage for uremic patients. Figure 2 demonstrates some data obtained during intravenous feeding of a 3-week-old male infant with renal failure. One kidney was devoid of function, the other produced a high volume of low-quality urine. The Vamin-based program did sustain positive nitrogen balances and a reduction of the serum urea concentration from 170 to 70 mg/dl during the 5-day period. On the average the infant incorporated 138 mg N/kg/24 h in newly synthesized tissue components. The retention of potassium was relatively very high, indicating the presence of potassium deficiency. The average caloric intake was 98 kcal/kg/24 h.

So far, we conclude from our experience with Vamin that this preparation yields as good results as we usually obtain with our present routine program based on Aminofusin (Pfrimmer). As expected, Vamin appears to induce positive nitrogen balance and falling urea concentration in uremic patients.

Experimental modified Aminofusin (Pfrimmer). Our search for improvements of the practical as well as the nutritional aspects of our intravenous feeding methods has led us to embark on a collaboration with the Pfrimmer factory. A specially trained nurse has been hired to look after the experimental patients.

Primmer has supplied an experimental amino acid solution composed according to our recommendations based on previous experience. The E/T ratio is increased from 1.5 to 2.5, in accordance with the view that the optimal E/T ratio should be a little lower than in the proteins of muscle (2.7). In addition to the amino acids known to be essential for adults, the solutions contains cysteine, tyrosine, and histidine. Nonessential nitrogen is supplied by 6 amino acids.

This experimental "Aminofusin for Newborns" (Aminofusin-N) is supplied as two solutions to be mixed immediately prior to infusion. Component A contains the amino acids, the carbohydrate substitute xylitol, electrolytes, vitamins and a few minor constituents. Component B contains 40% glucose and all the phosphate.

Immediately prior to infusion, 400 ml of component A is mixed with 60 ml of component B. Since all the electrolytes have been provided in the solutions by the factory, the only additions necessary are vitamins and heparin (500 I.U. daily). The final pH is 5.3. The above mixture is infused in parallel with 20% Intralipid (Vitrum), providing 4 g fat/kg body weight/24 h. Table 1 specifies the contents of the experimental regimen, and compares it to breast-feeding.

Table 1. Intravenous Feeding Program Based on Experimental Aminofusin-Variant and 20% Intralipid "Vitrum" Compared to Intakes During Breast Feeding

Contents of 130 ml	Human Milk[a]	Absorption as Percentage of Intake[a]	Parenteral Feeding Program Amounts/kg/24 h
Calories	98		98
Nitrogen, g	0.43[b]	84	0.4
Fat, g	5.4	92[e]	4
Carbohydrates, g	9.6		12
K^+, mmoles	2.3	83	3.0
Mg^{++}, mmoles	0.09[c]	63	0.15
Phosphate, mmoles	0.68	89	1.5
Ca^{++}, mmoles	0.85	55	1.0
Na^+, mmoles	2.4[d]	91	2.0

[a] Slater, Brit. J. Nutr., **15**, 83 (1961). Normal intake of milk is about 130 ml/kg/24 h in the 2. week of life.
[b] According to Williams, JAMA, **175**, 104 (1961), this figure is 0.3 g N, of which 83% is protein N and 14% is Urea N.
[c] According to Williams (op. cit.) the amount of Mg^{++} is 0.21 mmoles.
[d] Large variations in sodium content reported by Knutrud in "The Water and Electrolyte Metabolism in the Newborn Child After Major Surgery". Universitetsforlaget, Oslo, Norway, p. 53, 1965: 0.5–2.9 mmoles/130 ml.
[e] Southgate, Widdowson, Smits, Cooke, Walker & Mathers. Lancet I, 487 (1969).

Figure 3 shows the nitrogen balance of one of the patients fed with the experimental solution for 9 days. Similarly stable positive balances were also found with potassium, magnesium, phosphorus and calcium.

Figure 4 illustrates the multiple simultaneous balance data of the first two patients put on the new program. Both patients (J.N., ileal atresia, and T. H. gastroschisis) recovered uneventfully. They were fed intravenously for periods of 7 and 9 days respectively The figure displays the element retention ratios as compared to the composition of muscle tissue and to the retention ratios seen during breast-feeding and bottle-feeding. We consider the ranges of retention ratios defined by breast-feeding and bottle-feedings as safe ranges. According to this criterion our present experimental program is metabolically safe and successful.

Nitrogen retention was in the upper range of that seen during breast-feeding. However, only 55% of the nitrogen infused was thus retained. The comparable figure from breast-feeding is probably as high as 60–70% [3]. This must not be construed as meaning that the composition of the new experimental amino acid solution is unsuccessful. The failure to increase the

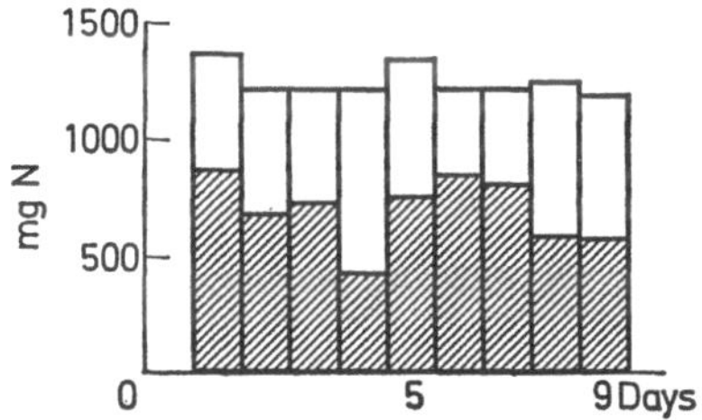

Fig. 3. Nitrogen balance based on experimental Aminofusin-variant and commercial 20% Intralipid „Vitrum", Female infant (T. H.). Birth weight 2560 g. Dx: Gastroschisis. Age 5 days. In the 4 postoperative day preceding the 9 days period shown, intravenous feeding was based on commercial l-Aminofusin

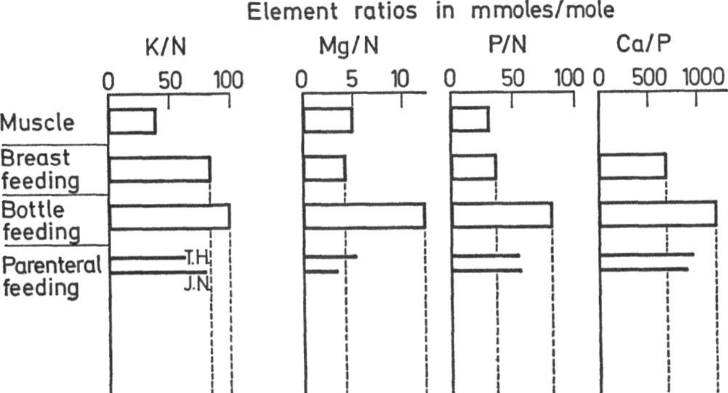

Fig. 4. Element retention ratios of neonates on parenteral feeding. The figure is based on multiple simultaneous balance data of 2 newborns fed intravenously in the postoperative period according to the regimen specified in table 1. Retention ratios during breast feeding and bottle feeding were taken from reference 3

percentage of administered nitrogen retained over that seen with our routine program is probably due to the fact that the nitrogen intakes were about 50% higher than the 300 mg N/kg/24 h associated with breast feeding. A slight increase of the caloric value of this program may also augment the fraction of the infused nitrogen which is retained.

Conclusion

It remains to be seen whether the new experimental modified Aminofusin infusion program for newborns is metabolically better than the routine program based on the commercial preparations Aminofusin (Pfrimmer) or Vamin (Vitrum). The new procedure is, however, a significant improvement from the practical point of view: The simplified mixing procedures reduce the work load on the nursing staff and the chances of errors and contamination.

Summary

Our present routine program for postoperative intravenous feeding of infants is successful in the sense that it sustains normal growth and permits the use of infusions in peripheral veins only for prolonged periods. There is, however, room for improvement: Mixing of solutions prior to infusion can be simplified considerably by introduction of commercial solutions with suitable composition. Excessive and unnecessary work load on the nursing staff can thus be avoided. Furthermore, alterations of the amino acid-composition of the mixture should make the solution more suitable for use in prematures and in patients with renal failure.

Two attempts to improve our methods and preparations along the lines suggested, are described. The substitution of the Vamin (Vitrum) for the l-Aminofusin (Pfrimmer) as a source of amino acids yielded metabolic results which were as good as, but apparently not better than those obtained with the routine program based on l-Aminofusion (Pfrimmer) and 20% Intralipid (Vitrum). The suitability of the Vamin as source of amino acids for uremic patients was demonstrated. As ingredient in a balanced intravenous feeding program the Vamin sustained a reasonably good positive nitrogen balance in a uremic infant, while the serum urea concentration fell considerably.

A second improved approach is also described: A modified, experimental Aminofusin-solution has been supplied by the Pfrimmer factory. Two components are mixed immediately prior to infusion, and provides amino acids, carbohydrates, electrolytes and selected vitamins in suitable proportions. Intravenous feeding programs based on this solution appear to be as good as, but not better than our routine program in the metabolic sense. The new solution does, however, reduce considerably the work load on the nursing staff. Our conclusion is that this approach is successfull in the practical sense, but that the amino acid mixture and the program-formula can be improved.

References

1. Børresen, H. C., Coran, A. G., Knutrud, O.: Metabolic Results of Parenteral Feeding in Neonatal Surgery, Annals of Surgery **172**, 291–301 (1970).
2. Jürgens, P.: Personal Communication.
3. Slater, J. E.: Retentions of Nitrogen and Minerals by Babies One Week Old, Brit. J. Nutr. **15**, 83 (1961).
4. Snyderman, S. E., Holt, L. E., Jr., Dancis, J., Raitman, E., Boyer, A., Balis M. E.: Unessential Nitrogen: A Limiting Factor for Human Growth, J. Nutr. **78**, 57 (1962).
5. Sturman, J. A., Gaull, G., Raiba, N. C. R.: Absence of Cystathionase in Human Fetal Liver: Is Cystine Essential? Science **169**, 74–75 (1970).

Einsatz von MCT (mittelkettigen Triglyceriden) bei Resorptionsstörungen

Von **D. Derbacher**

Mittelkettige Triglyceride mit einer Fettsäurenkettenlänge von C_6–C_{12} können – wie in zahlreichen Arbeiten aufgezeigt – die langkettigen Triglyceride der Normalnahrungen voll ersetzen. Damit sind der Pädiatrie sowohl bei chronischen Erkrankungen als auch in der Intensivtherapie neue zusätzliche Behandlungsmöglichkeiten erschlossen worden. Die mittelkettigen Triglyceride zeigen – bedingt durch das niedrige Molekulargewicht und des damit verbundenen unterschiedlichen chemischen und physikalischen Verhaltens – bei der Aufspaltung im Darmlumen sowie bei der Resorption und beim Abtransport aus der Darmmucosa bzw. der Dünndarmepithelzelle gegenüber den langkettigen Triglyceriden ein völlig unterschiedliches Verhalten (Abb. 1, 2, Tab. 1).

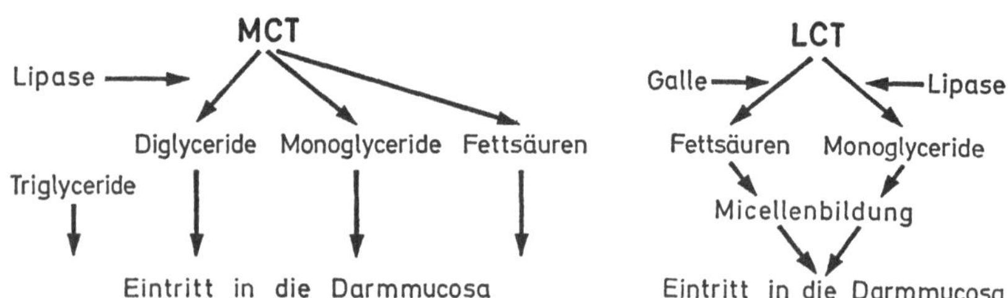

Abb. 1. Resorption von Fetten mit mittellang- und langkettigen Fettsäuren: 1. Intraluminal (Verdauung)

Aus Tabelle 1 erhellen die großen Vorteile der MCT gegenüber den normalen Nahrungsfetten:

1. Leichtere, schnellere und vollständige Hydrolyse auch bei Verminderung der Pankreaslipase,
2. Galle ist weder zur Spaltung noch zur Resorption erforderlich (keine Micellenbildung),
3. MCT werden auch bei reduzierter Darmoberfläche bzw. bei pathologisch verändertem Darmepithel noch vollständig resorbiert.
4. Ein weiterer Vorteil, der bisher nicht genannt wurde, liegt darin, daß MCT auch aus dem Dickdarm resorbiert werden. Die MCT werden durch

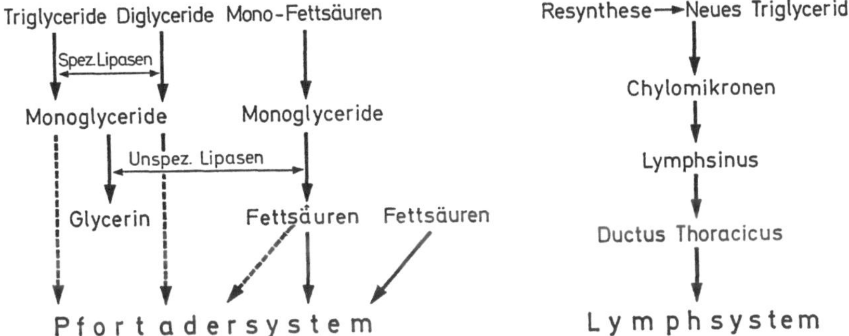

Abb. 2. Resorption von Fetten mit mittellang- und langkettigen Fettsäuren: 2. Transepitheliale Resorptionsphase

Tabelle 1. Unterschiedsmerkmale bei der Verdauung und Resorption von Fetten mit mittellang- und langkettigen Fettsäuren

	LCT	MCT
Hydrolyse (Lipase ↓)	unvollständig	vollständig
Resorption (Oberfläche ↓)	unvollständig	vollständig
Emulgierung	notwendig	nicht notwendig
Micellenbildung	notwendig	nicht notwendig
Chylomikronen	ja	nein
Abtransport	Lymphsystem	Pfortadersystem

Tab. 2. Ursachen von Fettresorptionsstörungen

1. Gestörte intraluminale Lipolyse
   Pankreaslipasemangel
   Gallensalzmangel
2. Gestörte transepitheliale Resorptionsphase (intramural)
3. Behinderung des Lymphabflusses

ein lipolytisches System, das aus Pankreaslipasen, Lipasen der oberen Darmabschnitte und bakteriellen Fermenten besteht, intraluminal gespalten. In der Dickdarmzelle werden die mittellangen Fettsäuren teilweise metabolisiert, teilweise durch das Pfortadersystem abtransportiert.

Unabhängig von den mannigfaltigen Ursachen der Fettresorptionsstörungen, die in Tab. 2 zusammengestellt sind, kann somit, wie sich auf Grund der verschiedenen Resorption ergibt, der Einsatz der MCT erfolgen (Tab. 3).

Tabelle 3. Einsatz von MCT bei Maldigestions- und Malabsorptionssyndromen

Mangel an Lipase	Mucoviscidose (cystische Fibrose) Chron. Pankreatitis Pankreasfistel, -cyste (traumatisch)
Mangel an Gallensalzen	Chron. Erkrankungen der Leber Gallengangsatresie Syndrom der eingedickten Galle
Biochem. Funktionsstörung der Mucosazellen des Dünndarms	Coeliakie Sprue Hungerdystrophie
Verkleinerung der resorbierenden Oberfläche durch Erkrankung der Darmschleimhaut	Chron. Enteritis Tuberkulose Colitis ulcerosa (Divertikelbildung)
Ungenügende Länge des Darms bei normaler Schleimhautoberfläche	Chirurgische Resektion (Gastrektomie, Dünndarmresektion) Fistelbildung
Lymphstauung	Lymphom Chylothorax Path. Veränderungen des Ductus thoracicus

Da eine ausschließliche Therapie mit MCT – eine Ausnahme bilden die MCT-Öle (100% Fettgehalt), die das normale Nahrungsfett ersetzen können – nur schwer realisierbar ist, wurden von verschiedenen Firmen bilanzierte Nährpräparate bzw. Formeldiäten entwickelt, die sich bezüglich des Eiweiß-, Fett- und Kohlenhydratanteiles in dem als optimal geltenden Verhältnis von 20:30:50 Kal.% etwa entsprechen. Der große Vorteil des Biosorbin MCT (10% Lactose) scheint uns – um Namen zu nennen – gegenüber dem Portagen (50% Lactose) im niedrigen Lactosegehalt zu liegen, d.h. unter der Grenze, bei der Diarrhoen als Folge von Lactasemangel möglich sind.

Es soll in der Folge über Versuchsreihen, die anfangs an der Universitäts-Kinderklinik Erlangen, später an der Kinderklinik Fürth durchgeführt wurden, berichtet werden. Verfüttert wurden MCT jeweils als Zusatzdiät zur vom sichtbaren Fett befreiten Normalnahrung. Es wurde versucht, die Nahrung isokalorisch zu gestalten. Als Kriterien für den klinischen Erfolg dienten u. a. Stuhlgewichte, Stuhlhäufigkeit, Gewichtszunahme und Serumlipidstaten.

In einer ersten Versuchsreihe (Universitäts-Kinderklinik Erlangen) wurden 11 Kinder im Alter zwischen 8 Monaten und 11 Jahren, die an einer Mucoviscidose erkrankt waren, mit Portagen MCT in einer Dosierung von

2 g/kg und Tag behandelt. Nebenwirkungen wurden bei dieser Dosierung nicht beobachtet. Zwei weitere Säuglinge im Alter von 3 und 8 Monaten, die versuchsweise ausschließlich mit Portagen MCT ernährt wurden, konnten in dieser Versuchsreihe nicht berücksichtigt werden, da es zu lebensbedrohlichen Enteritiden mit Elektrolytverschiebungen bzw. zu einer akuten Hypovolämie kam und MCT abgesetzt werden mußten.

Die Behandlungsergebnisse der übrigen 11 Mucoviscidose-Patienten, die uns in diesem Zusammenhang mitteilenswert erscheinen, zeigen die Tabellen der Serumlipidstaten (jeweils Nüchternfett vor und nach 2wöchiger Behandlung) sowie der Gewichtszunahme auf (Tab. 4 und 5).

Tabelle 4. Serumlipide. 1. Spalte: Werte vor Therapie. 2. Spalte: Werte 14 Tage nach Therapie

	Gesamt-Lipide (mg %)		Trigly-ceride (mg %)		Lipoproteide (mg %) α-L.		β-L.	
P.C.	446	541	128	185	123,8	173	189,3	263
J.S.	670	684	166	179	376,3	—	241,9	865,0
A.S.	443	447	97	158	204,9	273,8	568,3	664,0
R.D.	438	471	155	123	100,4	179,8	126,2	299,7
A.B.	706	627	194	244	239,4	339,4	356,0	401,7
H.H.	429	517	100	160	318,2	221,5	428,0	356,3
R.P.	649	604	196	168	136,9	204,9	428,0	573,4
C.G.	497	618	209	249	222,3	176,0	280,7	500,0
M.S.	547	496	176	157	257,0	126,8	392,0	345,2
H.M.	443	446	137	155	131,4	125,8	189,4	218,8
H.W.	439	376	98	111	273,8	123,8	225,1	263,2

Wie aus Tabelle 4 hervorgeht, kam es besonders zu einem Anstieg der Triglycerid- (durchschnittlich 27%) sowie der Lipoproteidfraktion. Letzteres kann mit dem Abtransport der mittelkettigen Fettsäuren über das Pfortadersystem erklärt werden (keine Beteiligung an der Lipidtransformation). Die Gesamtlipide zeigten hier nur einen geringen bzw. keinen Anstieg.

Neben den blutchemischen Ergebnissen interessiert natürlich vielmehr der klinische Erfolg. Wie aus Tabelle 5 hervorgeht, kam es bei sämtlichen 11 Kindern zu einem zwar teilweise geringem, aber doch sichtbaren Gewichtsanstieg zwischen 3 und 11%.

Eine Abhängigkeit von der Dauer der MCT-Therapie ergibt sich nicht. Im Gegenteil, bei längerer Behandlungsdauer sind sogar wieder leichte Gewichtsabnahmen bzw. ein Gewichtsstillstand zu erwarten.

Die Stuhlhäufigkeit nahm in dieser Reihe bei 3 Patienten zu (hoher Lactosegehalt!), Stuhlkonsistenz und -farbe normalisierten sich. Stuhlgewichte wurde in in dieser Versuchsreihe nicht bestimmt.

Tabelle 5. Gewichtszunahme

	Alter	Beh.-Dauer	Gewicht (kg) vor Beh.	nach Beh.	Gewicht Zunahme (%)
P.C.	8 Mon.	16 Tage	5530 g	5680 g	3
J.S.	8 Mon.	33	6,1	6,33	3,5
A.S.	1,1 J.	41	8,5	10,0	10,8
R.D.	1,4 J.	14	10,2	10,5	3
A.B.	1,6 J.	49	10,1	10,7	7,4
H.M.	2,1 J.	32	9,9	10,2	3
R.P.	2,7 J.	14	11,3	11,6	2,6
C.G.	5 J.	14	15,0	16,2	8
M.S.	5,7 J.	14	16,4	17,0	3,6
H.M.	6 J.	23	19,0	20,0	5
H.W.	11 J.	80	20,1	21,8	8,5

In einer 2. Versuchsreihe (Kinderklinik Fürth) wurden ebenfalls 11 Kinder (zwischen 4 Monaten und $3^1/_2$ Jahren) mit MCT, diesmal Bisorbin MCT, ernährt. Es handelte sich um 2 Patienten mit Mucoviscidose, 4 Kinder mit Hungerdystrophie (alle 4 wiesen eine pathologische Fettbelastung auf), 2 Kinder mit Dünndarmteilresektion (nach Jejunalatresie bzw. wegen eines Ileus im Anschluß an eine Megacolonoperation) sowie 2 Patienten mit einer chronischen Enteritis, die eine ausgeprägte Dystrophie zur Folge hatte. Hinzu kam ein Kind mit einer Dystrophie unklarer Genese.

Auch in dieser Reihe wurden die MCT bis auf eine Ausnahme, die im folgenden noch gesondert herausgestellt werden soll, als Zusatzdiät verabfolgt. Bei Säuglingen wurden 20 g/kg KG und Tag, bei Kleinkindern 10 g/kg verfüttert.

Die Serumlipidstaten (vor Behandlungsbeginn und nach 2wöchiger Therapie bestimmt), die in Tab. 6 dargestellt sind, zeigten dabei einen signifikanten Anstieg der Gesamtlipide, des Gesamtcholesterins (durchschnittl. 45,5%) – hauptsächlich aufgrund einer Zunahme des veresterten Cholesterins – sowie der Triglyceride (durchschnittl. 58,9%). Diese Werte stimmen mit den Literaturangaben überein bzw. liegen noch deutlich darüber. Der Anstieg der Gesamtlipide läßt sich damit erklären, daß neben den MCT im Biosorbin noch 10% Linolsäure zur Deckung des Bedarfs an essentiellen Fettsäuren enthalten ist.

Das Verhalten des Körpergewichts unter Biosorbin-MCT ist in den Tabellen 7 und 8 dargestellt. Nach 2wöchiger Therapie wiesen 9 Patienten eine Gewichtszunahme zwischen 2% und 26,6% auf, bei 2 weiteren kam es in diesem Zeitraum allerdings primär zu einem Gewichtsverlust (Tab. 7). Erst bei längerer Behandlungsdauer wurde bei sämtlichen Patienten ein Gewichtsanstieg (Tab. 8) beobachtet. Eine sichtbare Abhängigkeit von der Grunderkrankung besteht nicht.

Tabelle 6. Serumlipide (mg %)
1. Spalte: Vor Behandlungsbeginn. 2. Spalte: 14 Tage nach Therapie

Pat. Nr.	Gesamtlipide		Triglyceride		Cholesterin gesamt		verestert		frei	
1	437	607	153	256	122	196	89	142	33	54
2	610	644	230	232	158	232	123	139	35	93
3	392	561	82	191	126	122	88	86	38	36
4	948	956	107	282	194	298	106	241	88	57
5	397	604	170	204	147	142	107	101	40	41
6	512	657	137	159	124	215	92	130	32	85
7	608	641	138	170	171	171	111	119	60	52
8	—	—	—	—	—	—	—	—	—	—
9	809	1205	319	650	189	214	139	143	50	71
10	444	501	86	110	121	163	86	116	35	47
11	580	1003	149	213	145	265	105	165	40	100

Tabelle 7. Gewichtszunahme nach 2wöchiger Behandlung

Pat. Nr.	vor	nach	+ g	%	Zunahme pro Tag
1	2530 g	2920 g	390 g	15,0	27,85 g
2	10,5 kg	10,2 kg	—	—	—
3	10 kg	10,6 kg	600 g	6	42,85 g
4	5680 g	6000 g	320 g	5,6	22,85 g
5	6490 g	6810 g	320 g	5	22,85 g
6	9600 g	9770 g	170 g	1,8	12,1 g
7	13 kg	12,3 kg	—	—	—
8	2500 g	2700 g	200 g	8	14,28 g
9	9100 g	9600 g	500 g	5,5	35,7 g
10	7500 g	9500 g	2000 g	26,6	142,8 g
11	5700 g	5900 g	200 g	3.5	14,28 g

Tabelle 8. Gewichtszunahme nach Gesamtbehandlungsdauer

Pat. Nr.	Nach Gesamtbehandlung Dauer	Gewicht	+ g	%	Zunahme pro Tag
1	122 Tg	4560 kg	2030 g	80,2	16,65 g
2	68 Tg	11,2 kg	700 g	6,6	10,26 g
3	30 Tg	11 kg	1000 g	10	33 g
4	40 Tg	6250 g	570 g	10	14 g
5	50 Tg	7360 g	870 g	13,4	17,4 g
6	64 Tg	10,3 kg	700 g	7,3	10,94 g
7	54 Tg	13,2 kg	200 g	0,7	4 g
8	90 Tg	4300 g	1800 g	72	20 g
9	19 Tg	9610 g	510 g	5,6	26,84 g
10	23 Tg	9900 g	2,4 kg	32	104,3 g
11	60 Tg	6300 g	600 g	10,5	10 g

Parallel zur Gewichtszunahme ergab sich eine signifikante Abnahme der Stuhlgewichte nach 2wöchiger Behandlung zwischen 5 und 40% (Tab. 9 und Abb. 3). Gleichzeitig nahm auch die Stuhlhäufigkeit ab, Stuhlkonsistenz und -farbe normalisierten sich ebenfalls.

Tabelle 9. Stuhlgewichtsabnahme nach 2wöchiger Behandlung (jeweils Mittelwert aus 3 Tagen)

Pat. Nr.	Stuhlgewicht in g/Tag vor	nach	Stuhl-Gew. Abnahme (%)
1	32,46	17,23	46,92
2	129,13	77,36	40,09
3	105,6	80,53	23,74
4	20,6	19,6	4,85
5	124,73	79,8	36,02
6	72,9	56,6	40,01
7	Kotfistel		
8	Stuhl flüssig		
9	52,46	45,36	13,53
10	114,3	75,73	32,87
11	64,5	53,43	17,16

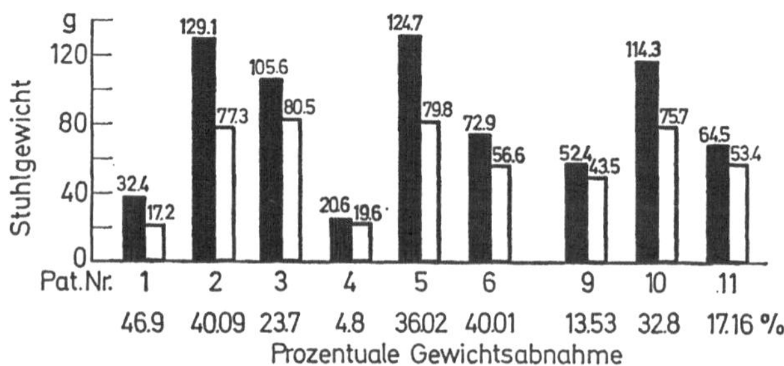

Abb. 3. Stuhlgewichtsabnahme (signifikant) nach 2wöchiger Behandlung; ■ vor 2 wöchiger Therapie, □ nach 2 wöchiger Therapie

Wenngleich die Serumlipidstaten die erfolgreiche Resorption der MCT demonstrieren, so sind für den Kliniker die Gewichtszunahme bei gleichzeitiger Stuhlgewichtsabnahme und Normalisierung der Stuhlbefunde das interessantere Moment. Wie oben bereits angedeutet, soll hier in der Folge ein Patient der 2. Versuchsreihe, der besonders die Einsatzmöglichkeiten von MCT im Rahmen der Intensivtherapie demonstrieren soll, herausgegriffen werden.

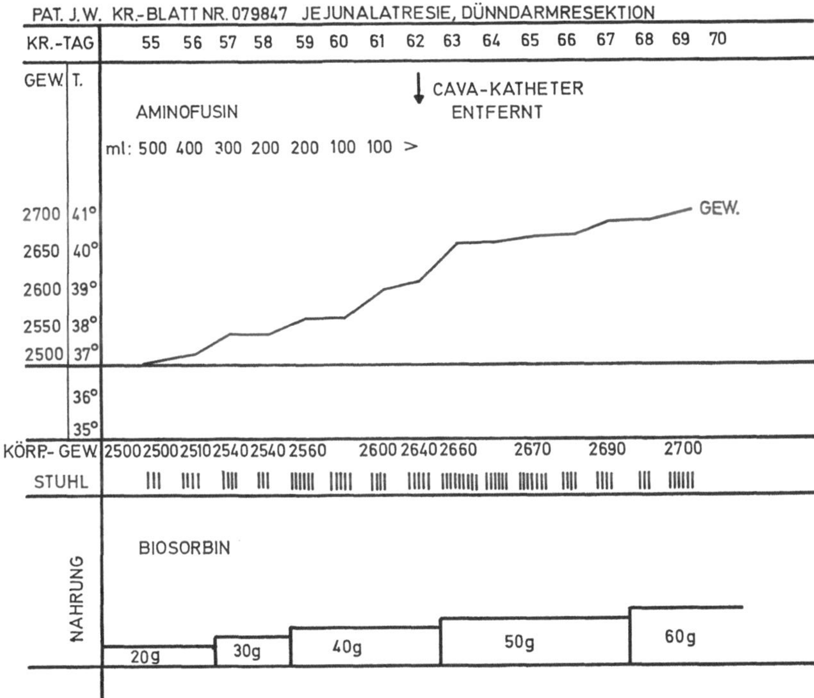

Abb. 4. Gewichtszunahme unter ausschließlicher Biosorbin-MCT-Gabe

Es handelte sich dabei um einen zum Zeitpunkt des Therapiebeginns 7 Wochen alten Säugling, bei dem am 2. Lebenstag wegen einer Jejunalatresie nach intrauterinem Volvolus 60 cm Dünndarm reseziert wurden. Der Säugling mußte anschließend über 54 Tage über einen Vena-cava-Katheter ausschließlich parenteral ernährt werden, da alle Versuche einer enteralen Ernährung scheiterten, weil neben der ungenügenden Länge des Darmes noch eine äußerst therapieresistente, durch Pseudomoas aeruginonsa bedingte Enteritis bestand. Wir begannen dann in der 7. Lebenswoche mit einer langsam einschleichenden ausschließlichen Biosorbin-MCT-Behandlung. Unter dieser Therapie kam es innerhalb 1 Woche zu einem raschen Gewichtsanstieg, obwohl auch dabei noch häufig dünne bis wäßrige Stühle abgesetzt wurden. Der Cava-Katheter konnte 1 Woche nach Beginn der MCT-Therapie entfernt werden (Abb. 4). Es kam in der Folge während einer 90-tägigen ausschließlichen MCT-Behandlung zu einem kontinuierlichen Gewichtsanstieg, Nebenwirkungen wie Elektrolytstörungen bzw. Ketonämien traten nicht auf. Die Stuhlhäufigkeit und Stuhlbeschaffenheit normalisierte sich nach Zugabe von Arobon (1%) und Anreicherung mit Reisschleim (2%).

Zusammenfassend kann man sagen, daß die MCT in der Pädiatrie bei Malabsorptionssyndromen in jedem Lebensalter (auch bei Frühgeborenen) entweder als Zusatznahrung, aber auch als komplette Ernährung therapeutisch eingesetzt werden können. Präparate mit niedrigem Lactose-Gehalt sind bei ausschließlicher MCT-Gabe wegen der zu erwartenden Nebenwirkungen vorzuziehen. Im Rahmen der Intensivtherapie stehen Zustände nach Resektionen im Magen-Darm-Bereich im Vordergrund.

Zusammenfassung

Die therapeutischen Möglichkeiten von MCT werden an Hand zweier Versuchsreihen demonstriert. In jeder Reihe wurden jeweils 11 Kinder, die sämtlich ein Malabsorptionssyndrom aufwiesen, mit MCT als Bestandteil einer Formeldiät behandelt. An Hand der Kriterien Serumlipidstatus, Stuhlgewicht und Gewichtszunahme konnte unabhängig vom Lebensalter ein guter Behandlungserfolg nachgewiesen werden. Präparate mit niedrigem Lactosegehalt sind bei ausschließlicher MCT-Gabe vorzuziehen, da weniger Nebenwirkungen zu erwarten sind.

Summary

The effects of therapy with MCT are demonstrated on 2 test groups. In each group 11 children with malabsorption syndrome were treated with MCT as part of a balanced diet. Serum lipids, stool weight and the increase in weight were measured. Independent of the patients age good results were achieved with MCT. Preparations with a low percentage of Lactose are to be prefered when MCT is given exclusively, as adverse effects are then not to be expected.

Literatur

Böhle, E., Erb, W., Wildgrube, J.: Blut- und Faeceslipide bei Verwendung von Nahrungsfetten mit mittelkettigen und polyensäurereichen Triglyceriden. Med. u. Ernähr. **9**, 169 (1968).

Erdmann, G.: Die Verwendung mittelkettiger Triglyceride in der Pädiatrie. Med. u. Ernähr. **9**, 244 (1968).

Hashim, S. A., Arteaga, A., van Itallie, T. B.: Effect of a saturated medium-chain-triglyceride on serum lipids in man. Lancet 1, 1105 (1960).

Kistler, H. J.: Mittellangkettige Triglyceride in der Behandlung mit Steatorrhoe. Schweiz. Med. Wschr. **98**, 544 (1968).

Kühni, M.: Ernährung von Kindern mit Steatorrhoe durch Fette mit mittellangkettigen Fettsäuren. Schweiz. Med. Wschr. **98**, 755 (1968).

Kuo, P. T., Nonay-Huany, N.: Diurenal serum triglyceride levels of children with cystic fibrosis of the pancreas. J. Pediat. (St. Louis) **55** (1959).

— Huang, N. N.: The effect of medium chain triglycerides upon fat absorption and plasma lipid and depot fat of children with cystic fibrosis of the pancreas. J. clin. Invest. **44**, 1924 (1965).

SICKINGER, K.: Bilanzuntersuchungen bei Patienten mit Maldigestion, Malabsorption und primärer exsudativer Enteropathie unter mittelkettigen Triglyceriden. Med. u. Ernähr. **9**, 145 (1968).

STEPHAN, U.: Mucoviscidose. Mschr. Kinderheilk. **117**, 574 (1969).

Summary

The papers summarized here were presented at the symposium on therapy of critical situations in newborns and infants, held in Mainz on October 8th and 9th, 1971.

In the first part metabolism of newborns and infants is discussed. HUNGERLAND describes the specific distribution of water and the electrolyte levels in the extra- and intracellular space of the newborn. The regulation of electrolyte metabolism and water balance is explained by excretion of urine, intestinal secretion, and perspiration. The body contains water in 3 forms, as a solvent, as a product of oxidation, and as hydration-water. The daily water intake of an infant is $^1/_6$ of his body weight or $^1/_3$ of his extracellular space, in comparison to an adult who only needs $^1/_{35}$ of his body weight or $^1/_9$ of his extracellular space. The basal metabolism is half that of an infant. The amount of water intake of newborns is also influenced by renal function. Water persists in the body for about 13 $\pm$ 1.5 days. Movements of water from the extracellular to the intracellular space are caused by a changing concentration of the electrolytes, especially of the extracellular sodium concentration. The metabolism of potassium is described in detail and it is shown that relatively great potassium losses are not necessarily followed by hypokaliemia.

The infant requires protein for growth and chemical maturation as well as for the maintenance of tissue. Studies of growth and nitrogen retention and of the plasma aminogram all indicate that 1.8 g/kg of a good quality protein is close to the minimum requirement. The quantities of essential amino acids supplied by this amount of protein are similar to those determined by a series of studies using synthetic diets. The protein and amino acid requirements fall off rapidly during the first year of life. They are highest for the premature infant; in addition certain amino acids not to be considered essential to more mature individuals are dietary requirements for the premature infant (SNYDERMAN).

The fat metabolism of the fetus and the newborn is reported by WOLF and OTTEN. Fat is not able to pass the placenta. In the last 4 weeks of pregnancy fat storage of the fetus is especially high. The amount of fat produced is calculated as 2 g/kg body weight daily. This result is based on glucose-utilization.

The characteristics of newborn fat cells are large glycogen stores and a high number of mitochondria. The lipometabolism is dependent on different enzyme systems and is influenced by body temperature. In premature infants fat has been successfully administered intravenously.

Carbohydrates are the main nutrient media of the fetus and the newborn. The fetus is dependent on the blood glucose level of the mother; later, if the newborn is breast-fed the main substance he receives is lactose; artificial baby food contains sucrose and some polysaccharides. In critical situations the infant is again fed intravenously with monosaccharides.

Gastrointestinal digestion is the enzymatic carbohydrate catabolism resulting in absorption of the monosaccharides glucose, fructose, and galactose, the latter being converted to glucose in the liver. About 13 main enzymes contribute to the glycolysis ending in the synthesis of lactate. Glycogenesis and glycolysis are balanced resulting in almost constant blood glucose levels. The possible disturbances are many and various in this process. Different hormones also regulate the carbohydrate metabolism (ERDMANN).

About 1000 metabolic abnormalities are possible and known. Those of clinical importance are described by SCHREIER. Defects in enzyme systems influence carbohydrate metabolism, amino acid synthesis, and acid-base balance, and cause disturbances in the synthesis of hemoglobin and erythrocytes. Only some of the abnormalities can be treated.

The second part summarizes therapy of metabolic disorders in newborns and infants. Young children, especially newborns and infants, need a calculated balance of fluid and electrolytes because of their low capacity for compensation of faults. Therefore, it is necessary to consider the exact requirements from two aspects in each case:

1. Maintenance. This refers in pediatrics to the optimal requirements of fluids and salts, not only the minimum, as might be needed during operations.

2. Replacement. This concerns abnormal fluid losses which must be replaced.

Exact data for fluid and electrolyte requirements are given in the paper by EWERBECK. The correction of acid-base imbalance is of great clinical importance, because almost 50% of patients show changes in one direction or the other. Trauma, vomiting, and diarrhea cause the disturbances. A number of diseases are listed with the appropriate changes in electrolytic levels and acid-base imbalance. Therapeutic plan and exact dosages are given for acidosis and alkalosis (sodium bicarbonate, trishydroxymethylaminomethane (THAM), ammonium chloride, and hydrochloric acid) (BECKMANN).

The therapeutic use of carbohydrates as glucose, fructose, and lactose is stated by TOUSSAINT. Administration of polyols (Xylitol, Sorbitol) is explained with some examples of impaired carbohydrate metabolism.

JÜRGENS et al. report on the parenteral feeding of premature infants. Intravenous feeding was maintained for 9–13 days, using amino acid solution, lipoid solution and fructose infusions. Exact dosages of these substances and their caloric content are described. The calculated daily increase in weight was 11 g/kg body weight. The actual weight gain was 8 g/kg body weight. The blood serum concentrations of the different amino acids were measured. Parenteral feeding in newborns is still beset by problems. The technical details of parenteral feeding in premature infants are described by PANTELIADIS. Postoperative intravenous feeding of infants is successful in that it sustains normal growth and permits the use of infusions in peripheral veins only for prolonged periods. Two new amino acid solutions have been tested. Results were as good as but not better than those obtained with the original solutions manufactured by Pfrimmer and Vitrum.

DERBACHER demonstrated the effects of therapy with MCT on 2 test groups. In each group 11 children with malabsorption syndrome were treated with MCT as part of a balanced diet. Serum lipids, stool weight and the increase in weight were measured. Good results were achieved with MCT regardless of the patients' age. Preparations with a low percentage of lactose are preferable when MCT is given alone, as adverse effects are then unlikely.

Anaesthesiology and Resuscitation · Anaesthesiologie und Wiederbelebung

Anesthésiologie et Réanimation

chienene Bände :

Resuscitation Controversial Aspects. Chairman and Editor: Peter Safar

Hypnosis in Anaesthesiology. Chairman and Editor: Jean Lassner

Schock und Plasmaexpander. Herausgegeben von K. Horatz und R. Frey. Vergriffen.

Die intravenöse Kurznarkose mit dem neuen Phenoxyessigsäurederivat Propanidid (Epontol®). Herausgegeben von K. Horatz, R. Frey und M. Zindler

Infusionsprobleme in der Chirurgie. Herausgegeben von U. F. Gruber und M. Allgöwer

Parenterale Ernährung. Herausgegeben von K. Lang, R. Frey und M. Halmágyi

Grundlagen und Ergebnisse der Venendruckmessung zur Prüfung des zirkulierenden Blutvolumens. Von V. Feurstein

Third World Congress of Anaesthesiology

Die Neuroleptanalgesie. Herausgegeben von W. F. Henschel

Auswirkungen der Atemtechnik auf den Kreislauf. Von R. Schorer

Der Elektrolytstoffwechsel von Hirngewebe und seine Beeinflussung durch Narkotica. Von W. Klaus

Sauerstoffversorgung und Säure-Basenhaushalt in tiefer Hypothermie. Von P. Lundsgaard-Hansen

Infusionstherapie. Herausgegeben von K. Lang, R. Frey und M. Halmágyi

Die Technik der Lokalanaesthesie. Von H. Nolte

Anaesthesie und Notfallmedizin. Herausgegeben von K. Hutschenreuter

Anaesthesiologische Probleme der HNO-Heilkunde und Kieferchirurgie. Herausgegeben von K. Horatz und H. Kreuscher

Probleme der Intensivbehandlung. Herausgegeben von K. Horatz und R. Frey

Fortschritte der Neuroleptanalgesie. Herausgegeben von M. Gemperle

Örtliche Betäubung: Plexus brachialis. Von Sir Robert R. Macintosh und W. W. Mushin

Anaesthesie in der Gefäß- und Herzchirurgie. Herausgegeben von O. H. Just und M. Zindler

21 Die Hirndurchblutung unter Neuroleptanaesthesie. Von H. Kreuscher

22 Ateminsuffizienz. Von H. L'Allemand

23 Die Geschichte der chirurgischen Anaesthesie. Von Thomas E. Keys

24 Ventilation und Atemmechanik bei Säuglingen und Kleinkindern unter Narkosebedingungen. Von J. Wawersik

25 Morphinartige Analgetica und ihre Antagonisten. Von Francis F. Foldes, Mark Swerdlow, and Ephraim S. Siker

26 Örtliche Betäubung: Kopf und Hals. Von Sir Robert R. Macintosh und M. Ostlere

27 Langzeitbeatmung. Von Ch. Lehmann

28 Die Wiederbelebung der Atmung. Von H. Nolte

29 Kontrolle der Ventilation in der Neugeborenen- und Säuglingsanaesthesie. Von U. Henneberg

30 Hypoxie. Herausgegeben von R. Frey, K. Lang, M. Halmágyi und G. Thews

31 Kohlenhydrate in der dringlichen Infusionstherapie. Herausgegeben von K. Lang, R. Frey und M. Halmágyi

32 Örtliche Betäubung: Abdominal-Chirurgie. Von Sir Robert R. Macintosh und R. Bryce-Smith

33 Planung, Organisation und Einrichtung von Intensivbehandlungseinheiten am Krankenhaus. Herausgegeben von H. W. Opderbecke

34 Venendruckmessung. Herausgegeben von M. Allgöwer, R. Frey und M. Halmágyi

35 Die Störungen des Säure-Basen-Haushaltes. Herausgegeben von V. Feurstein

36 Anaesthesie und Nierenfunktion. Herausgegeben von V. Feurstein

37 Anaesthesiologie und Kohlenhydratstoffwechsel. Herausgegeben von V. Feurstein

38 Respiratorbeatmung und Oberflächenspannung in der Lunge. Von H. Benzer

39 Die nasotracheale Intubation. Von M. Körner

40 Ketamine. Herausgegeben von H. Kreuscher

41 Über das Verhalten von Ventilation, Gasaustausch und Kreislauf bei Patienten mit normalem und gestörtem Gasaustausch unter künstlicher Totraumvergrößerung. Von O. Giebel

42 Der Narkoseapparat. Von P. Schreiber

43 Die Klinik des Wundstarrkrampfes im Lichte neuzeitlicher Behandlungsmethoden. Von K. Eyrich

44 Der primäre Volumenersatz mit Ringerlactat. Von A. O. Tetzlaff. Vergriffen

45 Vergiftungen: Erkennung, Verhütung und Behandlung. Herausgegeben von R. Frey, M. Halmágyi, K. Lang und P. Oettel

46 Veränderungen des Wasser- und Elektrolythaushaltes durch Osmotherapeutika. Von M. Halmágyi

47 Anaesthesie in extremen Altersklassen. Herausgegeben von K. Hutschenreuter, K. Bihler und P. Fritsche

48 Intensivtherapie bei Kreislaufversagen. Herausgegeben von S. Effert und K. Wieners

49 Intensivtherapie beim akuten Nierenversagen. Herausgegeben von E. Buchborn und O. Heidenreich

50 Intensivtherapie beim septischen Schock. Herausgegeben von F. W. Ahnefeld und M. Halmágyi

51 Prämedikationseffekte auf Bronchialwiderstand und Atmung. Von L. Stöcker

52 Die Bedeutung der adrenergen Blockade für den haemorrhagischen Schock. Von G. Zierott

53 Nomogramme zum Säure-Basen-Status des Blutes und zum Atemgastransport. Herausgegeben von G. Thews

54 Der Vena Cava-Katheter. Von C. Burri und D. Gasser

55 Intensivbehandlung und ihre Grenzen. Herausgegeben von K. Hutschenreuter und K. Wiemers

56 Anaesthesie bei Eingriffen an endokrinen Organen und bei Herzrhythmusstörungen. Herausgegeben von K. Hutschenreuter und M. Zindler

57 Das Ultrakurznarkoticum Methohexital. Herausgegeben von Ch. Lehmann

58 Stoffwechsel. Pathophysiologische Grundlagen der Intensivtherapie. Herausgegeben von K. Lang, R. Frey und M. Halmágyi

59 Anaesthesia Equipment. By P. Schreiber

60 Homoiostase. Wiederherstellung und Aufrechterhaltung. Herausgegeben von F. W. Ahnefeld und M. Halmágyi

61 Essays on Future Trends in Anaesthes By A. Boba

62 Respiratorischer Flüssigkeits-Wärmev lust des Säuglings und Kleinkindes künstlicher Beatmung. Von W. Dick

63 Kreislaufwirkungen von nicht depola sierenden Muskelrelaxantien. Von Schaer

64 Sauerstoffüberdruckbehandlung. Proble und Anwendung. Herausgegeben v I. Podlesch

65 Der Wasser- und Elektrolythaushalt Kranken. Von H. Baur und K. Lang

66 Überlebens- und Wiederbelebungszeit Herzens. Von P. G. Spieckermann

67 Energiebedarf und Sauerstoffversorgu des Herzens in Narkose. Von D. Kett

68 Anaesthesie mit Gamma-Hydroxibutt säure. Herausgegeben von W. Bushart u P. Rittmeyer

69 Ketamin. Neue Ergebnisse in Forschu und Klinik. Herausgegeben von Gemperle, H. Kreuscher und D. Langre

70 Die Sekretion des Nebennierenmar unter dem Einfluß von Narkotica u Muskelrelaxation. Von M. Göthert

71 Anaesthesie und Wiederbelebung Säuglingen und Kleinkindern. Hera gegeben von F. W. Ahnefeld und Halmágyi

72 Therapie lebensbedrohlicher Zustände Säuglingen und Kleinkindern. Hera gegeben von R. Frey, M. Halmágyi u K. Lang

In Vorbereitung:

73 Regionale Schmerztherapie. Herausge ben von R. Frey und Mitarbeiter

74 Neuere Erfahrungen mit Propanic (Epontol). Herausgegeben von M. Zir ler, H. Yamamura und W. Wirth

75 Anesthetic Management of Endocri Disease. By T. Oyama

76 Möglichkeiten des Helikopters im R tungswesen. Herausgegeben von F. Ahnefeld, M. Allgöwer, B. Haid und Hossli

77 Herzrhythmus und Anaesthesie. Hera gegeben von H. Nolte und J. Wurster